Su Busson · Keyvan Davani
Entschieden zum Nichtraucher

Su Busson · Keyvan Davani

Entschieden zum Nichtraucher

Schritt für Schritt

Endgültig raus aus der Sucht

humboldt

Bibliografische Information der Deutschen Nationalbibliothek
Die Deutsche Nationalbibliothek verzeichnet diese Publikation in der Deutschen Nationalbibliografie; detaillierte bibliografische Daten sind im Internet über http://dnb.ddb.de abrufbar.

ISBN 978-3-86910-312-9

Dieses Buch gibt es auch als E-Book: ISBN 978-3-86910-931-2

Die Autoren: Su Busson arbeitet als Coach und Trainerin. Selbst früher starke Raucherin, kennt sie das Verlangen nach der Zigarette und die Ängste, die mit dem Aufhören verbunden sind. Sie hilft ihren Klienten, die Sucht zu verstehen, Gedanken, Konditionierungen und Verhaltensmuster zu erkennen und zu entautomatisieren, um schließlich wieder bewusst entscheiden zu können.
Dr. Keyvan Davani ist Experte zu Fragen des Haftungsrechts der Tabakindustrie. Jahrelange hat der Sachbuchautor die internen Dokumente der multinationalen Tabakkonzerne studiert. Sein Anliegen ist es, wissenschaftliche Fakten über das Rauchen einer breiten Öffentlichkeit und vor allem Rauchern bewusst zu machen. Auf der Website www.smokereality.com finden Sie nähere Informationen über die Arbeit der Autoren.

Originalausgabe

Ein Imprint der Schlüterschen Verlagsgesellschaft mbH & Co. KG,
Hans-Böckler-Allee 7, 30173 Hannover
www.schluetersche.de
www.humboldt.de

Lektorat:	wort & tat Linda Strehl, München
Covergestaltung:	DSP Zeitgeist GmbH, Ettlingen
Innengestaltung:	akuSatz Andrea Kunkel, Stuttgart
Titelfoto:	Panthermedia / Rene R.
Satz:	PER Medien+Marketing GmbH, Braunschweig
Druck:	Grafisches Centrum Cuno GmbH & Co. KG, Calbe

Hergestellt in Deutschland.
Gedruckt auf Papier aus nachhaltiger Forstwirtschaft.

Inhalt

Liebe Leserinnen! Aus Gründen der Lesbarkeit und Einfachheit verwenden wir die klassische männliche Form der Anrede. Selbstverständlich wollen wir damit Frauen und Männer gleichberechtigt ansprechen. Danke für Ihr Verständnis.

Bevor es losgeht

1.500 Euro ist die durchschnittliche Summe, die jeder Deutsche statistisch betrachtet jährlich in die Luft bläst. Rund 23,3 Milliarden Euro nimmt die Tabakwarenindustrie jährlich ein, rund 14,1 Milliarden Euro Tabaksteuern fließen in die Taschen des Staates.

Sprechende Zahlen

Sicherlich sind dies imposante Zahlen. Sie werden jedoch um erschreckende Bilanzen aus der umfassenden Thematik des Rauchens ergänzt.

- Weltweit gibt es 1,4 Milliarden Nikotinkonsumenten.
- Ein Drittel der Weltbevölkerung ab 15 Jahren und darüber raucht.
- 15 Milliarden Zigaretten werden täglich verkauft. Auf ein Jahr gerechnet: 15 000 000 000 x 365 sind 5 475 000 000 000 000 verkaufte Zigaretten! Zahlen, die einen normalen Taschenrechner überfordern.
- Täglich beginnen weltweit mehr als 100 000 Kinder und Jugendliche mit dem Rauchen.
- Immer früher greifen Kinder zu Zigaretten: In Europa liegt das Einstiegsalter zwischen dem 10. und 14. Lebensjahr.
- Rauchen gehört zu den weltweit führenden Todesursachen.
- Jedes Jahr sterben mindestens 5,4 Millionen Menschen frühzeitig an den Folgen des Rauchens – das sind täglich über 14 800 Menschen, also alle sechs Sekunden einer.
- Tendenz steigend: Im Jahr 2020 werden voraussichtlich jährlich zehn Millionen Menschen frühzeitig an einer maßgeblich durch Rauchen verursachten Krankheit sterben. Wenn es so weitergeht, sind das im 21. Jahrhundert eine Milliarde Menschen.

Die Zigarette ist das einzig frei verfügbare Produkt, das bei bestimmungsgemäßem Gebrauch krank macht und sogar tötet.

Warum tun sich das so viele Menschen freiwillig an? Warum hören die wenigsten Raucher angesichts dieser erschreckenden Tatsachen auf? Warum scheitern viele Raucher beim Versuch, Nichtraucher zu werden? Gehören Sie dazu? Wie lange wollen Sie noch dazugehören?

Die Entwicklung zum Raucher ist ein Prozess mit vielen Einflussfaktoren: Rauchen muss körperlich, mental und emotional gelernt werden – so lange, bis es zu einem automatisierten, unbewussten Programm wird. Das Bewusstsein, der Verstand, sagt dann vielleicht „Du musst aufhören!", aber das Unterbewusstsein sagt „Jetzt brauche ich eine Zigarette!" – und Sie zünden sich wieder eine an.

Rauchen muss erlernt werden: körperlich, mental und emotional. Und es kann auch wieder verlernt werden!

Aufhören zu rauchen ist ein innerer Prozess. Sie können sofort glücklicher Nichtraucher sein, wenn Sie sich vorher körperlich, emotional und mental darauf vorbereitet haben. Wie Sie das tun, lesen Sie in diesem Buch.

Ein Wort voraus

Versuchen Sie bitte nicht, auf Zigaretten zu verzichten! – Was? Da lesen Sie extra ein Buch, um sich vom Rauchen zu befreien, und dann das? Aber ganz ehrlich: Wollen Sie sich wirklich den Rest Ihres Lebens beherrschen und Zigaretten entbehren müssen? Wäre es nicht viel angenehmer, gar kein Bedürfnis mehr nach Zigaretten zu haben – einfach keinen Wunsch mehr zu rauchen zu verspüren, ohne ein Gefühl von Verlust?

Wenn Sie Ihr Leben anschauen, werden Sie vielleicht feststellen, dass alles, was Sie willentlich loswerden wollten, in irgendeinem Maß weiterhin bestehen blieb. Vorsätze, wie „Ich muss mich ändern. Ich sollte nicht so sein" halten nicht lange. Das „Problem" kommt immer wieder oder verschwindet gar nicht erst.

Das ist das Leben: Alles, was Sie unterdrücken, hält an. Alles, was Sie bekämpfen, bleibt in Ihrem Leben. Schlimmer noch, oft nehmen Gedanken oder Handlungen durch Unterlassungsvorsätze sogar zu. Fragen Sie einmal jemanden, der versucht abzunehmen, nach seinen Heißhungerattacken beim bloßen Vorsatz „Morgen fange ich eine Diät an". Und wer kennt nicht, zumindest vom Hörensagen, den berühmten Jo-Jo-Effekt – statt Kilos für immer zu verlieren, sind bald nach dem Ende einer Diät oft mehr Kilos da als zuvor. Aber auch ein einfacher Selbsttest zeigt dieses „Gesetz des Lebens": Versuchen Sie bitte, nicht an Zigaretten zu denken. Hören Sie auf, an Zigaretten zu denken!

Es ist unmöglich, sich vorzunehmen, nicht an etwas zu denken, ohne gleichzeitig an das zu denken, woran Sie eigentlich nicht denken sollten. Und was tun viele Raucher beim Versuch aufzuhören? Sie denken viel zu oft an das, was sie nicht mehr machen möchten oder nicht mehr machen dürfen.

Wenn Sie einmal angefangen haben zu rauchen und es nun schon längere Zeit tun, hat sich Ihr Rauchverhalten verselbstständigt; es hat sich automatisiert. Rauchen gehört zu Ihren festen Gewohnheiten und Sie haben eine lange Übung darin. Das Nikotin hat die Struktur und Funktionsweise in Ihrem Gehirn verändert und Ihren ganzen Körper beeinflusst – die Gewohnheit hat sich in Ihnen verwurzelt. Rauchen oder Nichtrauchen ist keine reine Entscheidungssache mehr. Mit Vernunft und Willen allein können Sie das Problem nicht lösen. Niemand kann das. Allein die Idee, jetzt oder am Tag X die letzte Zigarette zu rauchen,

Mit Vernunft und Willen können Sie nicht aufhören zu rauchen. Hören Sie daher zunächst auf, ans Aufhören zu denken!

wird Ihnen vermutlich Stress bereiten. Viele rauchen Ihre „letzte“ Zigarette auch noch besonders genussvoll und verabschieden sich in dem Glauben, etwas Wertvolles aufzugeben – ein Opfer zu bringen. Kein Wunder, wenn sie sich dann immer und immer wieder nach einer Zigarette sehnen.

Das bringt nichts. Die einzige Möglichkeit, diese Gewohnheit zu durchbrechen, liegt darin, sie zu durchschauen. Wenn Sie nämlich den wahren Stellenwert des Rauchens erkennen, werden Sie gar nicht erst versuchen, trotz Verlangens aufzuhören, sondern aufhören, danach zu verlangen. Ein Nichtraucher will nicht rauchen, weil er ganz einfach kein Bedürfnis danach verspürt.

Also: Behalten Sie vorerst Ihre Zigaretten und denken Sie nicht ans Aufhören. Los geht's!

Was Sie erwartet

Sie finden in diesem Ratgeber zahlreiche Informationen, mit denen Sie Einsichten in die Hintergründe und Mechanismen des Rauchens gewinnen. Dank wissenschaftlicher und fundiert recherchierter Fakten, die nur ansatzweise in den Medien thematisiert werden und in der Öffentlichkeit kaum bekannt sind, werden Sie so manches Aha-Erlebnis haben. Viele Erkenntnisse liefern die einst geheimen internen Dokumente der Tabakindustrie – mehr als 50 Millionen Seiten, die die großen US-Tabakfirmen im Zuge eines Rechtsstreits veröffentlichen mussten – sowie die gerichtlichen Zeugenaussagen von Insidern und namhaften Experten.

Der Ratgeber besteht aus drei Teilen. Jeder Teil ist wichtig, um zu realisieren, wie Ihr Bedürfnis zu rauchen entsteht und wie Sie sich davon befreien.

Erster Teil: Der Weg in die Abhängigkeit
Sie erkennen Ihren Weg in die Abhängigkeit und beginnen, vieles an Ihrem eigenen Verhalten zu verstehen.

Zweiter Teil: Die Zigarette, mein Freund und Helfer
Hier geht es um das Hightech-Produkt Zigarette und darum, diesen scheinbaren Freund und Helfer ebenso zu durchschauen wie die eigenen Verdrängungsmechanismen und Rationalisierungen.

Dritter Teil: Zurück in die Freiheit
Hier finden Sie Schritt für Schritt zurück in die Freiheit: nützliche Informationen, Werkzeuge und praktische Tipps, wie Sie bewusst mit dem Verlangen nach der Zigarette umgehen und sich in Ihrem eigenen Tempo davon lösen können. Sie werden Ihre Denkweise und Ihre Einstellung verändern und dadurch Ihr Verhalten frei wählen. Statt von der Gewohnheit zu rauchen bestimmt zu werden, bestimmen Sie Ihre Gewohnheiten wieder selbst.

Dauerhaft aufhören können Sie, sobald Sie Ihr Verlangen nach Zigaretten verstehen und sich Schritt für Schritt davon befreien.

Der ehemalige wissenschaftliche Direktor des Tabakkonzerns Philip Morris, William A. Farone, sagte im größten Zivilprozess der US-Regierung gegen die US-Tabakkonzerne Folgendes aus: „Als ich zu Philip Morris kam, rauchte ich gelegentlich Pfeife, womit ich angefangen hatte, als ich am College lehrte. Ich rauchte Bond-Street-Pfeifentabak, der laut Dosenaufdruck von Philipp Morris hergestellt wurde. Als ich gefragt wurde, welche Zigarettenmarke ich bevorzuge – Angestellte hatten ein Anrecht auf ein kostenloses Päckchen pro Tag –, sagte ich, dass ich stattdessen lieber Bond-Street-Tabak hätte, so etwa eine Dose pro Woche. Man erwiderte mir, dass Philip Morris keinen Pfeifentabak oder ‚Rauchtabak', wie sie es nannten, mehr herstelle."

Warum hat Philip Morris auf das Pfeifentabak-Geschäft verzichtet? William A. Farone hat vor Gericht die Antwort gegeben: „Bei einem späteren Treffen in Richmond mit Vorstandsmanagern saß ich beim Lunch am Tisch von Mr. Hugh Cullmann. Ich fragte ihn nach dem Schicksal des ‚Rauchtabak'-Geschäfts, worauf er erklärte, dass man es unter Lizenz an U.S. Tobacco verkauft habe, weil Pfeifen- und Zigarrenraucher nicht den Suchtgrad von Zigarettenrauchern erreichten und Philip Morris sich nicht mit einem Geschäft auf diesem Niveau abgeben wolle."

In diesem Buch erfahren Sie, warum Zigaretten ein so hohes Suchtpotenzial haben. Sie werden verstehen, wie das Rauchen biologisch und psychologisch funktioniert und was hochtechnologische Produktrezepturen bewirken. Ebenso klar wird Ihnen, warum in Ihrem täglichen Leben bestimmte Situationen und Handlungen automatisch mit dem Griff zur Zigarette verbunden sind. Sie werden sich selbst bewusst, warum, wann und wo Sie rauchen.

Was wissen Sie wirklich über Ihre Zigarette? Glauben Sie, dass aromatische Blüten oder Blätter von Tabakpflanzen getrocknet, geschnitten und dann in eine Zigarettenhülse mit einem Filter gesteckt werden?

Dazu William A. Farone: „Eine Zigarette ist ein komplexes, für die Abgabe von Nikotin über den Zigarettenrauch konstruiertes Verabreichungsprodukt. Was ein Raucher beim Zug an einer Zigarette aufnimmt, hängt davon ab, wie die Zigarette gemacht ist, was zu ihrer Herstellung verwendet wird und wie der Raucher sie raucht. Es ist meine Auffassung, dass die beklagten Zigarettenunternehmen bei Konzeption, Herstellungsprozess und Verkauf ihrer Zigarettenmarken ihr hochentwickeltes Wissen in allen drei Bereichen – Herstellung, Zigarettenbestandteile und Raucherverhalten – bewusst ausnutzten."

Die meisten Raucher wissen, dass eine Zigarette zahlreiche Giftstoffe enthält. Die wenigsten wissen, dass die Zigarette ein hochtechnologisches Produkt ist. Keine Frage, Sie entscheiden selbst, ob Sie rauchen oder nicht. Unser Anliegen ist, dass Sie sich bewusst entscheiden, und dazu sollten Sie wissen, *was* Sie da tatsächlich rauchen.

Um zu entscheiden, ob Sie weiterrauchen wollen oder nicht, sollten Sie auch wissen, woraus Zigaretten eigentlich bestehen.

Sind Sie in Ihrem Leben schon einmal vor einer Entscheidung gestanden und haben sich gewünscht, Sie könnten einen Blick in die Zukunft werfen – nur ganz kurz, um zu sehen, was passiert, wenn …? Entscheidungen fallen uns in der Regel leichter, wenn wir einschätzen können, welche Konsequenzen sich mittel- und langfristig daraus ergeben. Sind Sie sich völlig bewusst darüber, welche gesundheitlichen Folgen das Rauchen hat? Oder gehören Sie zu den Menschen, die das Risiko zwar kennen, aber bei Weitem unterschätzen?

Lange Zeit wurden keine oder nur wenige Informationen über die negativen Folgen des Rauchens bekannt gegeben. Die breite Öffentlichkeit wusste also wenig über die krankheitserzeugende Wirkung.

„Bereits 1961 hatte Philip Morris mehrheitlich die gleichen Grundklassen chemischer Verbindungen entdeckt, die als die schädlichsten Substanzen im Zigarettenrauch angesehen wurden“, so William A. Farones Zeugenaussage. „Die Tabakindustrie wusste, sogar zu der Zeit, als die Unternehmen die krankheitserzeugende Wirkung von Zigarettenrauch öffentlich bestritten, dass die Belege für den Zusammenhang von Rauchen und Krankheit ausreichten, um den wissenschaftlichen Schluss zu ziehen, dass das Inhalieren von Rauch die Ursache von Krankheiten war. „[Bei Philip Morris] herrschte breite Akzeptanz für die Tatsache, dass Rauchen Krankheiten verursachte. Ich habe nie mit einem Wissenschafter bei

Philip Morris gesprochen, der behauptet hätte, dass Rauchen keine Krankheit verursache."

Heute sind die Beweise so eindeutig und offensichtlich, dass niemand mehr behauptet, Rauchen sei unschädlich. Seit Kurzem bestätigen sogar einige Tabakkonzerne öffentlich die medizinischen und wissenschaftlichen Erkenntnisse über das enorme Suchtpotenzial von Zigaretten und die gesundheitlichen Schäden, die Rauchen verursacht. Trotzdem unterschätzen die meisten Raucher die Gefahren bei Weitem – dafür sorgen innere Abwehrmechanismen. Die Angst vor einem Leben ohne Zigaretten ist größer als die Angst vor den Folgen des Rauchens. In diesem Ratgeber lernen Sie, Ihre eigenen Verdrängungsmechanismen zu erkennen und bewusst den Tatsachen ins Auge zu sehen: Rauchen macht süchtig und krank.

Blicken Sie bewusst den Tatsachen ins Auge: Rauchen macht süchtig und krank.

Sind Sie Nichtraucher?

Freuen Sie sich und bleiben Sie es! Machen Sie sich bitte bewusst: Es ist unendlich viel leichter, gar nicht erst mit dem Rauchen anzufangen, als sich das Rauchen wieder abzugewöhnen! Sollten Sie jemals Raucher gewesen sein, wissen Sie das. Raucher werden inzwischen von vielen Seiten und in erster Linie von Nichtrauchern kritisiert und sogar angefeindet. Das ist, wie man an Raucherstatistiken unschwer erkennen kann, in den seltensten Fällen hilfreich. In diesem Buch erhalten Sie wissenschaftlich fundierte, seriöse Informationen zum Thema Rauchen. Wir hoffen, dass damit Ihr Verständnis wächst und Sie sinnvolle Wege entdecken, Raucher auf Ihrem Weg aus der Sucht zu unterstützen.

Wenn Sie Raucher oder Ex-Raucher mit immer wiederkehrendem Verlangen nach einer Zigarette sind, dann wollen wir Ihnen mit diesem Ratgeber helfen, der Realität des Rauchens ins Auge zu sehen, und Ihr Bewusstsein zu erweitern. Warum?

Wissen ist enorm wichtig, reicht aber für eine Verhaltensänderung meist nicht aus, ebenso wenig wie bloße Willenskraft. Um sich dauerhaft zu verändern – wieder Nichtraucher zu werden –, ist es in der Regel notwendig, sich die eigene Einstellung, Glaubenssätze und Gewohnheitsmuster, die das Verhalten hervorrufen, bewusst zu machen und diese zu verändern.

Machen Sie sich Ihre Einstellung, Ihre Glaubenssätze und Gewohnheitsmuster bewusst, um sie dann zu verändern.

Wenn Sie bereit sind, sich und Ihre Beziehung zur Zigarette ehrlich zu hinterfragen, Ihr starkes Verlangen immer wieder zu prüfen und sich bewusst zu machen, warum Sie rauchen, werden Sie erkennen: Rauchen ist kein Genuss, und Zigaretten haben keinerlei positive Wirkung in Ihrem Leben. Es macht einfach keinen Sinn mehr zu rauchen!

Der Weg in die Abhängigkeit

Von Natur aus ist jeder Mensch Nichtraucher. Rauchen ist kein menschliches Grundbedürfnis. Es gibt kein natürliches Verlangen nach Zigaretten, das ganz von allein in uns entsteht, wie nach Essen, Trinken, Schlafen oder menschlicher Nähe. Das Verlangen muss künstlich geweckt werden. Warum beginnen wir zu rauchen? Wer oder was treibt uns dazu, zur Zigarette zu greifen? Wie werden wir wider unsere Natur zum Raucher?

Am Anfang war ...

Das erste Mal

Erinnern Sie sich noch an Ihre erste Zigarette? Wie alt waren Sie? Etwa 90 Prozent aller erwachsenen Raucher haben vor dem 18. Lebensjahr mit dem Rauchen angefangen, mindestens drei Viertel davon in der Pubertät oder sogar noch früher.

Die Pubertät ist eine Art zweite Geburt, bei der die Jugendlichen nicht nur körperliche und seelische Veränderungen durchmachen, sondern quasi ein neues Ich entwickeln. Es ist oft die Zeit der Experimente, Provokationen und des Austestens der eigenen Grenzen. In dieser Entwicklungsphase werden die Kanäle im Gehirn, in denen wir Informationen und Emotionen transportieren und verarbeiten, noch einmal neu justiert. Das Gehirn schafft sich unzählige neue Verknüpfungen. Aus diesem Grund reagieren der Körper und das Gehirn in dieser Phase extrem sensibel auf Fremdsubstanzen wie Alkohol, Nikotin oder andere psychoaktive Drogen. Ein perfekter Zeitpunkt, um Sucht zu verfestigen. Wer hingegen bis zum 20. Lebensjahr nicht raucht, erweist sich auch später als wesentlich widerstandsfähiger gegenüber dem Suchtstoff Nikotin.

Je früher wir also mit dem Griff zur Zigarette anfangen, desto größer die Chance für eine (lebens-)lange Bindung. In einem Bericht vom Philipp Morris Research Center von 1981 heißt es: „Der Teenager von heute ist der potenzielle regelmäßige Konsument von morgen, und die überwältigende Mehrheit der Raucher beginnt als Teenager zu rauchen [...] und in dieser Zeit wird die erste Markenwahl getroffen." Ein leitender Angestellte der Tabakindustrie bringt es in einem internen Dokument auf den Punkt: „Sie haben Lippen. Wir brauchen sie."

Kinder und Jugendliche reagieren besonders sensibel auf Suchtstoffe. Das Risiko süchtig zu werden ist sehr hoch.

Trotz zahlreicher Aufklärungskampagnen, zunehmender Rauchverbote und drastischer Werbeverbote von Tabakfirmen in der EU hat sich das Rauchverhalten von Jugendlichen in den letzten Jahren nicht wesentlich verändert: Täglich beginnen 100 000 Jugendliche weltweit damit. Wie kommt es zum ersten Mal? Warum greifen (junge) Menschen zur Zigarette?

Viele Jugendliche greifen auf dem Weg zum Erwachsenwerden und auf der Suche nach der eigenen Identität zur Zigarette.

Kinder dürfen nicht rauchen. Erwachsene schon. Ergo: Rauchen gehört irgendwie zum Erwachsenwerden dazu. Irgendwann kommt für (fast) jeden der Moment, von dem ab er kein Kind mehr sein möchte. Rauchen ist ein sichtbarer und demonstrativer „Beweis" dafür, dass man wirklich kein Kind mehr ist.

Jugendliche wollen selbst entscheiden
Die meisten Erwachsenen sind gegen das Rauchen, sogar die, die es selbst tun! Viele Eltern verbieten ihren Kindern, das Rauchen zu probieren, oder warnen sie zumindest eindringlich davor. Lehrer ebenso. Aber Jugendliche wollen selbst entscheiden. „Du kannst mir gar nichts mehr sagen, ich bin schließlich kein Kind mehr!“ – solche oder ähnliche Aussagen hören Eltern von pubertierenden Kindern. Rauchen ist ein „Beweis“, dass man sich nichts mehr sagen lassen muss – ein Akt der Rebellion.

Die Macht der Gruppe

In internen Dokumenten sind viele Studien über das Verhalten von Kindern und Jugendlichen zu finden mit Erklärungen zu ihren Verhaltensweisen, Präferenzen, Schwächen und Stärken sowie zu ihrem Gruppenverhalten. Die Untersuchungen zeigen, dass im Allgemeinen zwei Dinge passieren, die sich besonders auf die Übernahme neuer Gewohnheiten, Stile und Haltungen der Jugendlichen auswirken:

1. „So will ich sein!“ Beeinflusst durch die Altersgenossen, die Massenmedien sowie durch die Beobachtung der Erwachsenenwelt macht sich jeder Jugendliche bildhafte Vorstellungen – manche sind sehr konkret, andere überaus vage – „wie es ist“, erwachsen zu sein, und was für ein Erwachsener er sein will.

Jugendliche wollen so sein wie ihre Vorbilder. Vor allem rauchende Topstars haben einen starken Einfluss auf Kinder und Jugendliche, denn sie vermitteln besonders eindringlich das Gefühl, dass Rauchen attraktiv ist. Studien zeigen: Je mehr Rauchszenen Kinder oder Jugendliche in Filmen sehen, desto höher ist die Wahrscheinlichkeit, dass sie selbst mit dem Rauchen beginnen. Kein Wunder, denn Jugendliche versuchen, ebenso cool zu wirken wie ihre Idole – und Rauchen scheint dafür die einfachste Möglichkeit zu sein.

Andere nachahmenswerte Vorbilder finden Kinder und Jugendliche in der Zigarettenwerbung. Die Werbung schafft enge Assoziationen zwischen Rauchen und Attributen, die in unserer Gesellschaft als positiv empfunden werden: mit jungen, gesunden, sportlichen, attraktiven und erfolgreichen Menschen; mit Natur, Freiheit und Abenteuer; mit Witz und Humor; mit Menschlichkeit, um nur die auffälligsten Beispiele zu nennen. Wer kennt sie nicht? Der Marlboro-Mann reitet durch die weite Landschaft, der Camel-Mann schlägt sich allein durch den Urwald. „Echte" Männer und immer dabei: die Zigarette. Die Werbung suggeriert, dass Freiheit, Abenteuer und Unabhängigkeit – Themen, die für Jugendliche besonders interessant sind – und Zigaretten zusammengehören. Mädchen wird vermittelt, dass sie durch Zigaretten schlank, attraktiv und begehrenswert werden. Alle diese Botschaften werden unbewusst aufgenommen. Sie schaffen positive Assoziationen, die nicht durch den Verstand, sondern direkt aufs Gefühl wirken: „So will ich sein". Mit der Frage nach dem Selbstbild (Wie will ich sein?) gewinnt auch die Frage nach dem Fremdbild immer mehr an Bedeutung: Für wen halten mich die anderen? Wo gehöre ich dazu? Damit sind wir beim nächsten Punkt.

Je öfter Jugendliche ihre Vorbilder rauchen sehen, desto größer die Gefahr, dass sie selbst Raucher werden.

2. „Ich will dazugehören!" Ausdruck und Umsetzung vieler Attribute dieser bildhaften Vorstellungen durch den Jugendlichen werden im Wesentlichen durch engen Kontakt zu Altersgenossen gefördert, von denen die meisten ähnliche, mit dem Heranwachsen zusammenhängende Spannungen und Konflikte erleben. Bei dieser Interaktion mit Gleichaltrigen bilden sich neue Gewohnheiten, Stile und Haltungen heraus, die durch die Gruppe definiert werden. Dadurch verdrängt die Gruppe der Teenager die Autorität der Erwachsenen aus seiner Kind-

Die Botschaften aus der Zigarettenwerbung erreichen unsere emotionale Ebene: Sie wecken positive Gefühle.

heit als Standard für akzeptiertes Verhalten und akzeptierte Einstellungen.

Immer wichtiger für die Jugendlichen werden die öffentliche Meinung und die Anerkennung im Freundeskreis. Da Jugendliche meist in Gesellschaft von Gleichaltrigen rauchen, verstärkt das „verbotene" Laster Rauchen das Gruppengefühl, das in der Pubertät für die eigene Identitätsfindung besonders wichtig ist. Der Gruppendruck ist stark. Je mehr Freunde und Freundinnen rauchen, umso mehr hat man das Gefühl, dass man es auch irgendwann einmal probieren könnte oder sogar sollte. Welche Marke, light oder normal, selbst gedreht oder aus dem Automaten, wie viele Zigaretten pro Tag, wo kann man rauchen … schließlich geht es auch darum, dass man mitreden kann und dabei ist.

Kinder und Jugendliche sehen unzählige Menschen, die rauchen, und hören viel zu dem Thema. So sammeln sie bewusst und unbewusst allerhand Informationen – solche, die dagegen sprechen und solche, die dafür sprechen. Durch diese Prägung von außen entsteht schon lange vor der ersten Zigarette die Grundeinstellung zum Rauchen. Emotionale Faktoren spielen dabei eine große Rolle.

Viele Fragen bleiben allerdings offen. Wie ist es zu rauchen? Wie schmeckt eine Zigarette? Wirklich so schlecht, wie die Eltern und Lehrer erzählen? Warum rauchen dann so viele? Viele Raucher schauen doch recht gesund aus, wie kann es dann so schädlich sein? Was ist so schlimm daran? Oder was ist so gut daran, dass es so viele tun? Das Interesse und die Neugier wachsen. Langsam reift der Entschluss, es zumindest einmal zu probieren, eigene Erfahrungen zu machen. Und irgendwann ist es dann soweit.

Die Grundeinstellung zum Rauchen entsteht schon lange vor der ersten Zigarette.

Die erste Zigarette ist meist keine angenehme Erfahrung. Der bittere, herb-scharfe Geschmack ist widerlich. Der Rauch brennt in Augen und Nase und kratzt im Hals. Der Körper möchte den Rauch möglichst schnell wieder loswerden und reagiert mit einem heftigen Husten. Spätestens nach der Hälfte der Zigarette tritt üblicherweise ein Schwindelgefühl auf, und der Magen reagiert mit Übelkeit. Kopfschmerzen, unregelmäßiger Puls oder Schweißausbrüche sind als Folge der Vergiftungserscheinungen auch keine Seltenheit.

Erwartungen und Überzeugungen

Wer und was letztlich der Auslöser für den Griff zur ersten Zigarette war, ob die Erwachsenen, die coolen Jungs aus der Schule, ein Filmstar oder ein lässiger Cowboy aus der Werbung, ist irrelevant. Was für das weitere (Nicht-)Rauchverhalten entscheidend ist, sind die Erwartungen und Überzeugungen, die mit dem Rauchen verbunden sind. Genau genommen ist der einzige Grund, warum jemand etwas tut, weil er entweder Schmerz vermeiden oder Freude erfahren möchte. Glücklich sein – was auch immer jeder Einzelne darunter versteht – ist das Ziel der Ziele.

Es gibt Menschen, die ziehen an paar Mal an einer Zigarette und … nie wieder. Was unterscheidet diese Menschen von denen, die wieder zur Zigarette greifen? Ihre Ausgangsposition und Grundeinstellung: Sie wollen nicht rauchen, sehen nichts Positives darin und versprechen sich auch keine Vorteile davon. Sie probieren lediglich ein paar Züge und holen sich einmal die Bestätigung, dass Zigaretten scheußlich schmecken und nichts bringen. Die tatsächliche erste Erfahrung bestärkt, was sie bereits zu wissen glauben: „Schmeckt mir nicht! Danke, das war's."

Der einzige Grund etwas zu tun ist, weil man entweder Schmerz vermeiden oder Freude erfahren möchte.

Die Grundeinstellung zum Rauchen – die positiven Erwartungen und Belohnungen, die mit dem Rauchen verbunden werden – ist entscheidend für die weitere Rauchkarriere. Kein Mensch würde ein weiteres Mal und immer wieder zur Zigarette greifen, wenn er nicht glauben würde, dass es Vorteile bringt zu rauchen, beispielsweise cool sein, erwachsen sein, dazugehören. Die Ausgangssituation und Grundeinstellung ist damit eine völlig andere: Sie *wollen* rauchen und sehen etwas Positives darin. Die Zigarette ist verknüpft mit der Erwartung, Glück und Freude zu erfahren. Der erhoffte Nutzen muss so groß sein, dass der anfangs scheußliche Geschmack und die körperlichen Abwehrreaktionen in Kauf genommen werden. Solange, bis man sich daran gewöhnt hat.

Ein internes Forschungsprojekt „Project 16" von Imperial Tobacco Canada beschreibt sehr anschaulich diese „Kunst des Durchhaltens". Project 16 „sollte alles herausfinden, was mit dem Beginn des Rauchens zusammenhängt, wie sich Schüler als Raucher fühlen und wie sie ihren Tabakkonsum in der Zukunft sehen." Darin erzählt ein Jugendlicher über seine Erfahrung mit der ersten Zigarette: „Du wirst grün im Gesicht", „Schwindlig auch. Du fühlst dich krank", „Du fühlst dich kotzübel".

Project 16 liefert auch die psychologische Erklärung, warum es trotz Übelkeit nicht bei der ersten Zigarette bleibt: „Wenn die erste Zigarette in vielen Fällen so widerlich war, warum dann eine zweite rauchen? Wenn das Ziel darin bestand, das Rauchen auszuprobieren, dann war das ja mit der ersten Zigarette erledigt. Wie auch immer, der Kick bestand nicht darin, das Rauchen zu versuchen, sondern das Rauchen zu lernen. Durchhaltevermögen ist gefragt. Das erste Mal abstoßend zu finden und es nicht weiter zu versuchen ist ein Zeichen des Versagens

Am Anfang geht es nicht darum, ob die Zigarette schmeckt, sondern darum, das Rauchen zu lernen.

und der Niederlage. Die einzige Antwort darauf ist, noch eine auszuprobieren und noch eine, bis das Rauchen ganz einfach wird und in Fleisch und Blut übergeht, ohne dass man riskiert, seine letzte Mahlzeit wieder von sich zu geben. Mit anderen Worten, eine schlechte Erfahrung beim ersten Mal ist umso mehr ein Grund, es nochmals zu versuchen und nicht aufzuhören."

Wo und mit wem haben Sie begonnen zu rauchen? Wollten Sie es nur einmal ausprobieren oder rauchten alle im Freundeskreis, gehörte es zum „In-Sein" oder Erwachsenwerden? Wie hat die erste Zigarette geschmeckt? Und wie hat Ihr Körper reagiert? Wie mühevoll war es, das Inhalieren auszuhalten?

Unbewusst ist jedenfalls Folgendes passiert: Lange, lange bevor Sie zur ersten Zigarette gegriffen haben, haben Sie – aus welchen Gründen auch immer – angefangen zu denken, dass Rauchen etwas Positives bewirken könnte! Sie haben oft genug gezeigt bekommen, wie cool, entspannend, lässig, erwachsen, gesellig – sprich glücklich – Rauchen macht. Kein Wunder, dass Sie irgendwann zur ersten Zigarette gegriffen haben.

Damals kümmerten Sie sich weder um Ihre wahren Motive zu rauchen noch um die Schwierigkeiten, später wieder damit aufhören zu können, noch um gesundheitliche Folgeschäden. Sie wollten in erster Linie einfach nur rauchen.

Wer bewusst oder unbewusst glaubt, dass Rauchen etwas Positives bewirkt, greift irgendwann zur ersten Zigarette.

Aber warum greifen Sie immer und immer wieder zur Zigarette? Wann rauchen wir nicht mehr nur, weil wir das wollen? Haben Sie sich bewusst entschieden, tagtäglich zu rauchen – oder haben Sie diese Entscheidung in Wahrheit nie treffen können?

Vom Wunsch zum Bedürfnis

Aus dem vorangegangenen Kapitel und vor allem aus eigener Erfahrung wissen wir, wie uns unsere Umwelt prägt und uns in Versuchung führen kann. Auf Grund vielfältiger und sehr subtiler Botschaften beginnen wir zu glauben, dass Rauchen einen positiven Effekt hat. Und was passiert? Irgendwann erfolgt der Griff zur ersten Zigarette, und auf die erste folgt die nächste. Meist ist das Drumherum mit viel Spaß verbunden – mit Freunden zusammen sein, Blödsinn machen und heimlich rauchen.

Positive Gefühle, aufregende Momente, verbindende Situationen – das Risiko scheint sehr gering und sehr weit weg. Die ersten Zigaretten werden geraucht, weil man rauchen *will*, warum auch immer. Solange, bis die Zigaretten irgendwann anfangen zu „schmecken" und das Rauchen zur Gewohnheit geworden ist. Während viele noch glauben, dass sie jederzeit aufhören können – und sie glauben das wirklich –, hat sie in Wahrheit die Zigarette längst im Griff. Wer nämlich das Rauchen nach wenigen Zigaretten nicht einstellt, wird mit hoher Wahrscheinlichkeit abhängig. Dieser Tatsache sind sich allerdings wenige bewusst: Sie denken, sie können ja jederzeit wieder aufhören – weil sie nicht wissen, dass aus purer Neugier zu rauchen das Bedürfnis zu rauchen entsteht.

Aber hier kommt das Nikotin ins Spiel. Nikotin beeinflusst unsere Körperfunktionen und ist eine extrem rasch süchtig machende Substanz. Zusatzstoffe im Tabak und modernste Technologien in der Zigarettenherstellung verstärken die Wirkung des Nikotins zusätzlich (siehe Kapitel „Hightech-Produkt Zigarette"). Schon nach sehr kurzer Zeit des gelegentlichen Rauchens treten Entzugserscheinungen auf, und damit entsteht das *Bedürfnis* zu rauchen. Die Zigarette befriedigt dieses Bedürfnis, und wir machen auf einmal selbst die Erfahrung, dass Zigaretten „wirklich gut" sind. Während die meisten (noch immer) glauben, aus purer Lust zu rauchen, sitzen sie längst in der Nikotinfalle.

Helmut Wakeham, ein Wissenschafter, der für die Tabakindustrie arbeitete, führte in einem internen Dokument aus: „Wir behaupten nicht, dass die Wirkung von Nikotin für den Beginn der Gewohnheit verantwortlich ist. Ganz im Gegenteil. Die erste Zigarette ist für den Neuling ein unangenehmes Erlebnis. Wenn wir berücksichtigen, dass der beginnende Raucher Widerwärtiges akzeptieren muss, müssen wir ihm ein psychologisches Motiv bieten. Für den Anfänger ist Rauchen ein symbolischer Akt. Der Raucher teilt der Welt mit: ‚Diese Person bin ich. Ich bin nicht mehr das Kind meiner Mutter, ich bin stark, ich bin ein Abenteurer, ich bin nicht angepasst.' Sobald die Kraft des psychologischen Symbolismus nachlässt, übernimmt die pharmakologische Wirkung die Aufgabe, die Gewohnheit beizubehalten."

Während die meisten Menschen glauben, aus purer Lust zu rauchen, sitzen sie längst in der Nikotinfalle.

Die Nikotinfalle

Die psychosozialen Motive, die zum Erstkonsum verleitet haben, „Cool sein wollen", Gruppendruck usw., werden also schon bald, meist unbemerkt, von der Nikotinsucht abgelöst. Mit steigendem Zigarettenkonsum wird allmählich die Abhängigkeit vom Nikotin immer größer. Dennoch würden die wenigsten Raucher „Nikotinabhängigkeit" als Grund für den Griff zur Zigarette nennen. Für die meisten Raucher stehen scheinbar völlig andere Motive im Vordergrund. Sie glauben zu rauchen, weil es ein Genuss ist, weil es schmeckt, weil es entspannt oder weil es anregt. All diese Gründe haben aber nur eine Ursache: die Wirkung des Nikotins – sie rauchen, weil sie süchtig danach sind.

Das Absinken des Nikotinspiegels führt zu körperlichen und psychischen Entzugserscheinungen. Die Zigarette hilft, diese Entzugserscheinungen zu mildern. Mit der Zeit bildet sich ein „Suchtgedächtnis“ heraus: Sogenannte Schlüsselreize wecken das dringende Verlangen nach der Zigarette immer und immer wieder. Wenn Sie gewohnt sind, in einer bestimmten Situation zu rauchen, dann können Sie sich nicht dagegen wehren, dass Sie Lust auf eine Zigarette bekommen, sobald Sie wieder in eben dieser Situation sind. Und Sie rauchen, weil es scheinbar gut tut und schmeckt.

Die Bindung an Zigaretten ist somit aus mehreren Gründen so stark:

- durch die körperliche Abhängigkeit – die Wirkung des Nikotins auf den Körper,
- durch die emotionale Abhängigkeit – die Wirkung des Nikotins auf die Psyche,
- durch die Gewohnheit und das Ritual des Rauchens (Schüsselreize),
- durch Ängste: vor Entzugserscheinungen, vor Gewichtszunahme, vor Rückfällen, vor den Situationen, die üblicherweise mit einer Zigarette verbunden sind.

Stellen Sie sich vor, Sie sind an einen Sessel angebunden, und zwar mit mehreren Seilen. Um sich zu befreien, müssen Sie jedes einzelne Seil lösen. Ähnlich verhält es sich mit der Bindung an Zigaretten. Es gibt viele Faktoren, die das Gefühl „Ich will oder ich brauche jetzt eine Zigarette“ auslösen – manchmal nach ein paar Minuten, Stunden oder Tagen; manchmal sogar noch nach Jahren der Abstinenz. Viele Entwöhnungsmethoden konzentrieren sich auf einen bestimmten Faktor, z. B. Nikotinersatzprodukte auf den körperlichen Entzug. Dieser Faktor ist bei Ihnen aber vielleicht gar nicht so stark ausgeprägt bzw. gibt es andere Gründe, die Sie viel stärker in Ihrem Rauchverhalten gefangen halten und immer und immer wieder rückfällig werden lassen. Finden Sie in den nächsten Kapiteln selbst heraus, mit welchen „Seilen“ Sie an den „Sessel“ gebunden sind!

Beginnen Sie bewusst zu rauchen!
Beobachten Sie, was bei Ihnen automatisch den Griff zur Zigarette auslöst. Jedes Mal, wenn Sie eine Zigarette anzünden wollen, halten Sie inne und fragen Sie sich: „Warum will ich gerade jetzt eine rauchen?“

Ein hilfreicher Trick: Bewahren Sie Ihre Zigarettenpackung bewusst nicht in unmittelbarer Griffnähe auf. Auf diese Weise müssen Sie, wenn Sie ein Verlangen spüren, aufstehen und sich eine Zigarette holen. Das verhindert vollständig automatisiertes Rauchen und verschafft Ihnen Zeit nachzudenken. Wenn Sie sich im Klaren darüber sind, was das Verlangen nach der Zigarette ausgelöst hat, fragen Sie sich: „Will ich tatsächlich eine rauchen?“ und treffen Sie eine Entscheidung. Für jede einzelne Zigarette, die Sie rauchen, entscheiden Sie sich ab sofort bewusst. Erst dann zünden Sie sich eine an – auch das ganz bewusst.

Wollen Sie wirklich eine rauchen? Entscheiden Sie sich bewusst dafür – erst dann zünden Sie sich eine an.

Auf diese Weise beginnen Sie damit aufzuhören, willenlos und reflexartig mit dem Griff zur Zigarette auf Dinge, Situationen, Umstände und/oder Personen zu reagieren. Sie beginnen sich selbst besser zu verstehen und Ihre individuellen Auslöser zu entdecken.

Einen Schuss Nikotin bitte

Wie wir gesehen haben, verursacht das Zusammenspiel von körperlichen, emotionalen und mentalen Faktoren Ihre enge Bindung an Zigaretten. Wir zeigen Ihnen Möglichkeiten auf, wie Sie diese Verbindungen lösen können. Dann können Sie selbst entscheiden, was Sie brauchen, um mit dem Rauchen endgültig Schluss zu machen.

Erkennungsmerkmal Sucht

Nach Angaben verschiedener Organisationen beschäftigen sich rund 80 Prozent der rund 18 Millionen Raucher in Deutschland immer wieder mit dem Aufhören. Jeder zweite Raucher will aktuellen Studien zufolge tatsächlich aufhören.

Warum tun sie das nicht einfach? Wie leicht fällt es *Ihnen*, auf Zigaretten zu verzichten? Wie oft haben Sie schon vergeblich versucht aufzuhören?

Ist Rauchen eine Gewohnheit oder eine Sucht? Im Jahre 1994 haben die Vorstandsvorsitzenden der größten US-Tabakkonzerne im Untersuchungssausschuss unter Eid ausgesagt: „Ich glaube, dass Nikotin *nicht* süchtig macht." Hingegen steht in einem streng vertraulichen Memorandum des damaligen Vizepräsidenten von Brown & Willamson Tobacco Company aus dem Jahr 1963: „Außerdem ist Nikotin suchterzeugend. Wir machen also Geschäfte mit dem Verkauf von Nikotin, einer süchtig machenden Droge, die die Freisetzung von Stressmechanismen bewirkt."

Macht Nikotin süchtig? Was glauben Sie? Damit Sie sich diese Frage beantworten können, schauen wir zunächst, woran Abhängigkeit zu erkennen ist.

Die WHO (Weltgesundheitsorganisation) definiert Abhängigkeit als „einen seelischen, eventuell auch körperlichen Zustand, der dadurch charakterisiert ist, dass ein dringendes Verlangen oder unbezwingbares Bedürfnis besteht, sich die entsprechende Substanz fortgesetzt und periodisch zuzuführen." Suchtexperten beschreiben folgende Merkmale von Abhängigkeit:

- Kontrollverlust,
- Suchtdruck,

- Entzugserscheinungen,
- Toleranzentwicklung,
- Leugnung der Abhängigkeit,
- anhaltender Substanzkonsum trotz Nachweis schädlicher Folgen.

Lassen Sie uns diese Kriterien näher und im Zusammenhang mit dem Rauchen untersuchen.

Kontrollverlust (Wiederholungszwang/Abstinenzunfähigkeit)
Der nicht abhängige Konsument kann jederzeit aufhören, ein Suchtmittel zu nehmen. Die Droge fehlt nicht. Der Abhängige hingegen ist gezwungen, immer wieder zum Suchtmittel zu greifen. Er kann nicht (einfach) aufhören. Viele Raucher behaupten zwar, jederzeit aufhören zu können. Das sind meistens die, die es gar nicht erst versuchen. Hingegen wissen jene, die es versuchen, aus eigener – oft mehrfacher – Erfahrung, dass es eben nicht einfach ist aufzuhören.

Suchtdruck (englisch: Craving)
Taucht ein Verlangen nach dem Suchtmittel auf, muss die Befriedigung der Abhängigkeit möglichst sofort erfolgen. Die Droge muss ständig verfügbar sein. Es ist wissenschaftlich belegt, dass das Verlangen nach Zigaretten bei mangelnder Verfügbarkeit ebenso stark ist wie das Verlangen nach Heroin, Kokain oder Alkohol. Die meisten Raucher kennen die Panik, die auftaucht, wenn die Zigarettenschachtel leer und kein Nachschub in Sicht ist.

Entzugserscheinungen
Wenn das Verlangen nach der Droge nicht befriedigt wird, tauchen körperliche Entzugserscheinungen auf. Art und Ausmaß der Entzugserscheinungen sind von Raucher zu Raucher und von Entzug zu Entzug sehr verschieden. Nikotinentzug ruft jedenfalls keine Anfälle und Delirien hervor, wie sie beim Alkohol- oder Heroinentzug erlebt

werden, kann aber das persönliche Leben stark beeinträchtigen und tiefgreifende Auswirkungen auf Stimmung und Verhalten haben.

Toleranzentwicklung

Die stimulierende, berauschende, dämpfende oder aktivierende Wirkung eines Suchtmittels lässt allmählich nach, da sich der Körper mehr und mehr an das Suchtmittel gewöhnt hat. Der Körper verlangt nach einer Dosissteigerung, um die erwünschte Wirkung zu erreichen. Die Intervalle des Konsums werden kürzer und die Substanzdosis höher.

Wie ist die Toleranzentwicklung beim Nikotin? Bis ein Raucher seinen maximalen Zigarettenkonsum erreicht hat, dauert es durchschnittlich sieben Jahre. In diesem Zeitraum entwickelt sich eine immer höhere Toleranz gegenüber Nikotin – immer öfter und regelmäßiger kann der Griff zur Zigarette erfolgen. Sobald der persönliche „Höhepunkt" erreicht ist, konsumiert der Raucher in seinem täglichen Rauchzyklus die gleiche Menge oder Dosis Nikotin, von Tag zu Tag, von Jahr zu Jahr – mancher bis an sein Lebensende.

Im täglichen Rauchzyklus zeigt sich die Toleranzentwicklung ebenfalls: Wenn ein Raucher schläft, sinkt der Nikotinspiegel im Körper und im Gehirn. Im Laufe dieser Zeit sinkt die Toleranz in gewissem Maße, und das Gehirn wird für die Wirkung von Zigaretten empfänglicher. Das erklärt, warum die erste Zigarette am Morgen vielen Rauchern die größte Befriedigung verschafft. Der Raucher erlebt den besonderen „Genuss" bei der ersten Zigarette des Tages, weil es über Nacht zu einer erneuten Sensibilisierung kommt. Der „Genuss" der Befriedigung sinkt tendenziell mit jeder Zigarette, die im Verlauf des Tages geraucht wird, und schließlich raucht die Person vor allem weiter, um Entzugssymptome zu vermeiden.

Im Schlaf sinkt der Nikotinspiegel und die Toleranz, daher ist die erste Zigarette am Morgen ein besonderer „Genuss".

Leugnen der Abhängigkeit

Ein häufiges Merkmal von Sucht ist das Leugnen der Abhängigkeit vor sich selbst und anderen. Typische Statements von Rauchern sind „Ich rauche aus purem Genuss“, „Ich rauche nur, weil es mir wirklich schmeckt“, „Ich kann jederzeit aufhören, ich will nur nicht“ und Ähnliches. Aber auch weit skurrilere Ausreden wie „An irgendwas muss ich ja sterben“, „Irgendein Laster braucht der Mensch“ oder „Ich bin selbstzerstörerisch veranlagt“ müssen herhalten, um das eigene, durch die Abhängigkeit dominierte Verhalten zu rechtfertigen.

Anhaltender Konsum trotz Nachweis schädlicher Folgen

Jeder Raucher weiß, dass Rauchen schadet (das steht auf jeder Zigarettenpackung). Sie rauchen trotzdem. Viele sind sich nicht bewusst, was das wirklich bedeutet. Jeder zweite Raucher erkrankt. Es passiert nicht nur den anderen. Aber viele Raucher stellen selbst dann das Rauchen nicht ein, wenn sie bereits unter Krankheiten leiden, die nachweislich durch Zigaretten verursacht wurden. Nur 50 Prozent der Raucher, die einen Herzinfarkt erlitten haben, folgen dem ärztlichen Rat aufzuhören. Es gibt Menschen, die weiterrauchen, obwohl ihnen wegen Lungenkrebs ein Lungenflügel oder der Kehlkopf entfernt wurde. Die Tatsache, dass Menschen die Droge selbst bei lebensbedrohlichen Krankheiten weiterhin konsumieren, ist ein drastisches Merkmal von Nikotinsucht.

Wenn Sie sich all diese Faktoren bewusst machen, können Sie vermutlich schon selbst einschätzen, wie stark Ihre Sucht ausgeprägt ist. Eine weitere Möglichkeit, den Schweregrad der biologischen Abhängigkeit festzustellen, ist der Fagerström-Test. Nehmen Sie sich zwei Minuten Zeit dafür.

Der Fagerström-Test

Wie viele Zigaretten rauchen Sie im Allgemeinen am Tag?
bis 10 = 0 Punkte
11–20 = 1 Punkt
21–30 = 2 Punkte
31 und mehr = 3 Punkte

Wann nach dem Aufwachen rauchen Sie Ihre erste Zigarette?
innerhalb von 5 min = 3 Punkte
nach 6–30 min = 2 Punkte
nach 31–60 min = 1 Punkt
nach 60 min = 0 Punkte

Finden Sie es schwierig, an Orten, wo das Rauchen verboten ist (z. B. Kino, Restaurant, öffentliches Gebäude, Flugzeug, usw.), das Rauchen zu lassen?
ja = 1 Punkt
nein = 0 Punkte

Auf welche Zigarette würden Sie nicht verzichten wollen?
die erste am Morgen = 1 Punkt
andere = 0 Punkte

Rauchen Sie am Morgen im Allgemeinen mehr als am Rest des Tages?
ja = 1 Punkt
nein = 0 Punkte

Kommt es vor, dass Sie rauchen, wenn Sie krank sind und tagsüber im Bett bleiben müssen?
ja = 1 Punkt
nein = 0 Punkte

Punkte gesamt: ______

Auswertung:
0–2 Punkte: keine/geringe Nikotinabhängigkeit
3–4 Punkte: mäßige Nikotinabhängigkeit
5–10 Punkte: deutliche Nikotinabhängigkeit

Angst vor dem Entzug

Kein Grund zur Sorge, wenn Ihr Testergebnis auf eine hohe Nikotinabhängigkeit hindeutet. Ein paar Worte zum körperlichen Entzug: Die Symptome, das Ausmaß und die Dauer schwanken von Raucher zu Raucher und von Situation zu Situation stark. Nikotin wirkt unterschiedlich, und daher sind auch Art und Intensität der Symptome verschieden.

Annähernd 20 Prozent der Raucher geben an, gar keine Entzugssymptome nach dem Aufhören zu verspüren. Ob Sie zu den glücklichen 20 Prozent gehören, hat nicht unbedingt damit zu tun, wie lange oder wie viel Sie geraucht haben. Die neuesten wissenschaftlichen Erkenntnisse lassen vielmehr vermuten, dass genetische Unterschiede eine sehr große Rolle spielen. Der verstorbene „Nichtraucher-Guru" Allen Carr hat oft betont, dass er 100 Zigaretten am Tag rauchte und nach dem Aufhören keine spürbaren Entzugssymptome hatte. Es ist also gut möglich, dass es Ihnen genauso geht und Sie sich nur noch um die Auflösung von konditionierten Verhaltensweisen kümmern müssen.

Selbst wenn Sie nicht zu den 20 Prozent gehören, machen Sie sich bitte bewusst: Nikotinentzugserscheinungen sind harmlos, sie verursachen keine körperlichen Schmerzen und sind keinesfalls lebensbedrohlich. Wenn Sie schon einmal einen grippalen Infekt überstanden haben, können Sie locker mit den Symptomen fertig werden. Die körperlichen „Symptome" sind lediglich ein Signal Ihres Körpers. Er will Ihnen mitteilen, dass Ihr Gehirn, Ihre Lungen und Ihr Stoffwechsel gerade dabei sind, sich wieder selbst zu heilen!

Ob Sie beim Aufhören unter körperlichen Entzugssymptomen leiden, ist vermutlich genetisch bedingt.

Kein frischgebackener Ex-Raucher leidet wirklich unter körperlichen Entzugserscheinungen, sondern, wenn er leidet, dann unter einem

Gefühl der Unruhe, Angst, Unsicherheit oder Leere. Die Zigaretten haben scheinbar den Vorteil, diese unbehaglichen Gefühle zu mildern oder ganz zu beseitigen. Nichtrauchen würde aus dieser Sicht bedeuten, auf etwas Wertvolles zu verzichten. Tatsache ist aber, dass diese Gefühle im Grunde erst durch das Rauchen verursacht werden: Der Griff zur Zigarette verursacht Entzugserscheinungen, die wiederum den Griff zur Zigarette verursachen. Ein Teufelskreis, den Sie nur beenden können, wenn Sie aufhören zu rauchen. Sie leiden nämlich viel mehr unter den Entzugserscheinungen, *solange* Sie noch rauchen!

Wie Nikotin Ihr Gehirn täuscht

Um den Teufelskreis zu durchschauen, in dem Sie als Raucher stecken, müssen Sie wissen, wie sich die Droge Nikotin auf Ihren Körper auswirkt, und verstehen, was Nikotin in Ihrem Gehirn anrichtet.

Sucht – eine „Gehirnkrankheit“

Diese Erkenntnis liefert uns die Neurowissenschaft, eine junge, sich rasant entwickelnde Wissenschaft über den Aufbau und die Funktionsweise von Nervensystemen. Suchtmittel beeinflussen jene Hirnfunktionen, die Leistung, Stimmung, Gedächtnis, Wahrnehmung und Gefühle steuern. Drogen, die über einen längeren Zeitraum konsumiert werden, verändern die Struktur und Funktionsweise der Gehirnmechanismen in fundamentaler und lang andauernder Weise – so auch Nikotin. Das Gehirn passt sich dem Konsum an, um seine normale Funktionsweise aufrechterhalten zu können. In Folge wird jedoch das Gehirn abhängig – es braucht Nikotin, um normal zu funktionieren. Ist das Gehirn nicht ausreichend versorgt, schlägt es Alarm, und Entzugserscheinungen treten auf. Ihr Gehirn „zwingt“ Sie dazu, immer und immer wieder zur Zigarette zu greifen.

Warum verlangt Ihr höchst intelligentes Organ ein schädliches Gift? Um diese Frage beantworten zu können, müssen wir einen kurzen Ausflug in das menschliche Gehirn unternehmen. Dort befinden sich mehr als 100 Milliarden einzelne Nervenzellen, die in komplexen Netzwerken miteinander verschaltet sind und über hochspezialisierte Kontaktstellen – die Synapsen – miteinander kommunizieren. Zellen geben ihre Signale an andere Zellen weiter, so werden Sinneseindrücke verarbeitet und es entstehen Gedanken. Die Signalübertragung selbst ist ein komplizierter Vorgang mit vielen, zum Teil noch ungeklärten Einzelprozessen.

Die schnelle und zuverlässige Signalübertragung zwischen den Nervenzellen ist jedenfalls die Grundlage eines funktionierenden Gehirns. Da die Nervenzellen nicht direkt miteinander verbunden sind, erfolgt die Übertragung von Informationen in der Regel mittels chemischer Botenstoffe – sogenannter Neurotransmitter. Vereinfacht gesagt: Eine Nervenzelle erhält ein einlaufendes Signal und schüttet Botenstoffe aus, damit das Signal in der nachgeschalteten Zelle ankommt. Insgesamt gibt es Dutzende von Molekülen, die als Neurotransmitter jeweils spezielle Aufgaben wahrnehmen.

Sehr bekannte Neurotransmitter sind unter anderem Adrenalin, Serotonin, Dopamin oder Histamin. Im vegetativen Nervensystem, jenem Teil des Nervensystems, der unbewusst tätig ist und zum Beispiel den Herzschlag und die Darmbewegungen reguliert, ist Acetylcholin der wichtigste Neurotransmitter.

Nikotin löst die Ausschüttung körpereigener Botenstoffe aus, die Stimmung und Verhalten beeinflussen.

Und jetzt kommt das Wesentliche: Nikotin kann die Wirkung dieses Botenstoffes in vielen Bereichen nachahmen. Nikotin bindet sich an die Rezeptoren, die für den körpereigenen Botenstoff Acetylcholin vorgesehen sind, und löst die Ausschüttung einer Reihe anderer Hormone aus, die Stimmung und Verhalten beeinflussen. Dazu gehören Dopamin, Noradrenalin, Serotonin, Gamma-Aminobuttersäure, Endorphine und Glutamat. Jedes

Hormon und jeder Botenstoff hat eine andere Wirkung, die – je nachdem, was ein Mensch gerade tut – variieren kann:

- **Dopamin** ist mit Lustgefühl verbunden. Wann immer ein Mensch etwas Angenehmes tut, geht die Ausschüttung von Dopamin voraus oder damit einher. Alle suchterzeugenden Drogen setzen Dopamin frei.
- **Noradrenalin** ist an Erregung beteiligt und kann den Appetit hemmen.
- **Serotonin** ist an Stimmungsregulierung und ebenso an Appetitkontrolle beteiligt.
- **Gamma-Aminobuttersäure** hat einen beruhigenden oder angstlösenden Effekt.
- **Endorphine** sind die körpereigenen Opiate und spielen eine Rolle bei der Verminderung von Angst und der Schmerzwahrnehmung.
- **Glutamat** spielt beim Lernen eine Rolle und stärkt das Gedächtnisvermögen.

Der Kick beim Rauchen! Nikotin stimuliert künstlich das Acetylcholin und die Freisetzung der eben genannten Hormone und Botenstoffe. Acetylcholin ist für die Funktion unseres Gehirns lebensnotwendig – es braucht diesen Botenstoff, um zu funktionieren. Nikotin löst durch seine Ähnlichkeit mit Acetylcholin im Gehirn dieselbe Wirkung aus.

Nikotin erweckt in Ihrem Körper den Eindruck, als wäre es ein willkommener, lebensnotwendiger Stoff.

Das heißt, statt durch ein natürliches Ereignis im Körper oder durch eine natürliche Aktivität erfolgt die Aktivierung des Systems künstlich durch den Konsum von Zigaretten. Genauer gesagt: durch den Konsum von Nervengift: Nikotin passiert die Blut-Hirn-Schranke, die viele andere Giftstoffe stoppt, und erweckt wie mit einem Nachschlüssel im Körper den Eindruck, als wäre es ein willkommener, lebensnotwendiger Stoff.

Dieser Irrtum ist schuld daran, dass Ihr Gehirn nach Nikotinnachschub verlangt.

Anders gesagt: Nikotin ist wie ein Hacker, der mit einem raffinierten Code Ihren Computer täuscht, Ihr Softwaresystem durcheinanderbringt und gemeinsam mit seinem Team von Giftstoffen Zug um Zug Ihre ganze Hardware zerstört.

Jeder Zug ein schneller Schuss ins Gehirn

Wissen Sie, wie schnell Nikotin in Ihr System eindringt? Wie lange, schätzen Sie, dauert es, vom Zug an der Zigarette bis zur Ankunft im Gehirn? Was geschieht Zug um Zug? Denken Sie daran bei Ihrem nächsten Zug: Sie inhalieren Zigarettenrauch, ein Gemisch aus Partikeln und Gasen, Aerosol genannt. Die Partikel bestehen aus Wasser, Nikotin und Teer.

Was ist Nikotin?

Nikotin ist ein Nervengift, das vor allem in der Tabakpflanze vorkommt. Man nimmt an, dass das Nikotin als natürliches Insektizid dient. Insekten, die die Pflanze fressen wollen, werden so vergiftet. Für einen Menschen kann eine einmalige Dosis von 30 bis 60 Milligramm reinem Nikotin innerhalb von fünf Minuten tödlich sein.

Nikotin tötet, indem es praktisch die Atemmuskeln lähmt. Vor dem Tod beinhalten die Symptome Speichelfluss, Übelkeit, Erbrechen, Bauchschmerzen, Durchfall, Schwindel- und Schwächeanfall, Zuckungen und Krämpfe, Bluthochdruck und Koma. Zum Glück inhaliert niemand die Dosis Nikotin auf einen Zug, sondern verteilt sie in kleinere Portionen, die der Körper wenigstens eine Weile überlebt.

Teer ist das, was von den Partikeln des Zigarettenrauchs übrig bleibt, wenn man Wasser und Nikotin abzieht. Teer besteht aus tausenden chemischen Substanzen; viele davon sind als krebserzeugende Stoffe oder Karzinogene bekannt. Tabakteer ähnelt stark der schwarzen gummiartigen Substanz, die sich beim Grillen am Rost absetzt.

Der Rauch wird tief in die Lunge eingeatmet. Die Nikotinpartikel gelangen so in die kleinen Bronchien der Lunge und werden schnell in den Blutkreislauf resorbiert. Das Nikotin gelangt dann unmittelbar durch die Arterien ins Gehirn und in alle anderen Körperorgane. Es dauert etwa sieben Sekunden, bis das Nikotin im Hirn ankommt. Sieben Sekunden! Diese extrem rasche Ausschüttung im Gehirn ist aus mehreren Gründen von Bedeutung:

1. Schnell wirksam

Je schneller eine Droge ins Gehirn gelangt, desto höher ist ihre Konzentration und desto größer ihre Wirkung.

Dazu ein paar Vergleiche: Wenn Nikotin in Form von Nikotinpflastern verabreicht wird, steigt der Nikotinspiegel stufenweise über vier bis sechs Stunden, und die Wirkungsintensität auf das Gehirn ist sehr gering. Bei Nikotinkaugummis steigt der Nikotinspiegel etwa 30 Minuten lang, aber auch hier hat das Nikotin eine weit geringere psychoaktive Stimulationswirkung als beim Rauchen.

Raucher spüren die Wirkung des Nikotins sieben Sekunden nach dem ersten Zug.

Medikamente in Tablettenform erreichen ihre maximale Konzentration in 30 Minuten bis zwei Stunden, je nach der Art des Mittels und der Tablette. Warum? Wenn ein Medikament oral eingenommen wird, muss sich die Tablette erst auflösen, und dann muss der Wirkstoff durch den Magen zum Dünndarm wandern, wo er resorbiert wird.

Selbst Alkohol wird viel langsamer vom Körper aufgenommen. Die maximale Konzentration tritt erst nach ca. 30 Minuten oder später ein, verglichen mit sieben Sekunden beim Rauchen. Das heißt, der Alkoholspiegel in Blut und Gehirn steigt viel langsamer als der Nikotinspiegel beim Rauchen.

Koffein wird wie Alkohol nur langsam vom Körper aufgenommen und erreicht seine maximale Konzentration ebenfalls nach etwa 30 Minuten. Die daraus folgenden Wirkungen auf die Mentalfunktionen sind subtiler. Die meisten Menschen spüren nach dem Kaffeegenuss eine stufenweise eintretende Aufgewecktheit, aber im Allgemeinen nicht die schnelle Stimulation, die Raucher nach einer Zigarette empfinden. Raucher spüren die Wirkung sofort – schon nach dem ersten Zug. Und damit sind wir beim nächsten Punkt.

2. Schnell süchtig machend

Je schneller die Wirkung nach der Einnahme eintritt, desto größer die Wahrscheinlichkeit, dass sie Suchtverhalten hervorruft.

Sie rauchen eine Zigarette und fühlen sich schon nach dem ersten Zug besser. Sieben Sekunden und „Ahhh!“ – die Erlösung beginnt. Durch die unmittelbare Belohnung, die das Verhalten hervorruft, wird dieses Verhalten als positiv und gewinnbringend bestätigt. „Ich rauche gerne“, „Es schmeckt mir“. Auf diesen Punkt werden wir noch ausführlich im Kapitel „Wer ist hier der Boss?“ zu sprechen kommen.

3. Einfach dosierbar

Nach der Einnahme der Droge kommt es zu einer sofort spürbaren Wirkung. Das ermöglicht dem Raucher, noch während des Rauchens die Dosis automatisch und unbewusst anzupassen, um eine optimale Wirkung zu erzielen. Folglich kann ein Raucher größere oder kleinere oder mehr oder weniger Züge nehmen, um genau die gewünschte Nikotindosis zu erhalten.

Die hohe Konzentration, in der Nikotin durch Rauchen ins Gehirn gelangt, wird als „Arterienschuss" bezeichnet. Mit anderen Worten, jeder Zug an einer Zigarette entspricht einer kleinen Nikotininjektion in den Blutkreislauf, wobei jede Zigarette annähernd acht Dosen Nikotin bereitstellt. Eine Schachtel Zigaretten sind daher in etwa 160 „Injektionen" Nikotin.

Jeder Zug entspricht einer kleinen Nikotininjektion in den Blutkreislauf. Eine Schachtel Zigaretten sind in etwa 160 „Injektionen" Nikotin.

Als Raucher sind Sie damit beschäftigt, Ihre „Injektionen" so zu portionieren, dass immer eine bestimmte Menge Nikotin in Ihrem Blut ist. Wie viele „Injektionen" brauchen Sie täglich, damit genug Nikotin in Ihrem Blut ist?

Sie müssen den Spiegel halten

Mit jedem „Schuss" kommt es zu einem rapiden Anstieg der Nikotinkonzentration im Arterienblut, das das Gehirn und alle anderen Organe versorgt.

Das bedeutet, Nikotin übt auf jedes Körperorgan eine Wirkung aus. Es beschleunigt zum Beispiel den Herzschlag und erhöht die Stärke der Herzkontraktion, verengt die Blutgefäße, führt zu einer verminderten Durchblutung und zu einem Abfall der Hauttemperatur. Nikotin wirkt sich auf die Geschwindigkeit der Darmentleerung (den Vorteil genießen viele Raucher) und auch auf die Nierenfunktionen aus.

Der steile Anstieg des Nikotinspiegels im Blut ist, durch die Ausschüttung von Hormonen und Botenstoffen, mit angenehmen Empfindungen wie z. B. geistiger Anregung, Entspannung oder Verbesserung der Konzentration verbunden.

Aber was passiert, wenn der Nikotinspiegel wieder abfällt? Die durch das Nikotin getäuschten Gehirnareale melden Alarm, weil ein scheinbar lebenswichtiger Stoff zur Aufrechterhaltung der Gehirnfunktionen fehlt. Sie spüren das dringende Verlangen nach der nächsten Zigarette. Das Gehirn vermittelt Ihnen nämlich das Gefühl, dass Sie jetzt dringend eine Zigarette brauchen.

Um das besser zu verstehen, hilft der Vergleich mit dem Zuckerspiegel im Blut: Wenn Sie etwas essen, steigt Ihr Blutzuckerspiegel an. Essen Sie Nahrungsmittel, die rasch viel Zucker ins Blut bringen, schüttet die Bauchspeicheldrüse vermehrt Insulin aus, um die Zuckermoleküle schnell wieder aus dem Blut zu holen. Das bedeutet: Ihr Blutzucker sinkt schnell. Sie bekommen Heißhunger. Das Gehirn zwingt Sie, rasch wieder etwas zu essen, weil es Ihnen mit niedrigem Blutzucker gar nicht gut geht.

Das Verlangen nach einer Zigarette entspricht ungefähr dem Drang nach einer Mahlzeit. In beiden Fällen führt der Konsum zu einem Anstieg des Dopamin- und Serotoninspiegels. Die Folge ist ein gesteigertes Wohlbefinden. Das Verlangen nach Nahrung und die anschließende Befriedigung dieses Verlangens sind wichtige Überlebensmechanismen, Prozesse, die uns nicht bewusst sind, sondern ganz automatisch ablaufen.

Nikotin nutzt dieses Antriebs- und Belohnungssystem aus und erreicht dadurch einen fast so hohen Stellenwert wie die Nahrung. Obwohl Ihnen Ihr Verstand sagt, dass Sie Nahrung am Leben erhält und Zigaretten Ihrem Leben schaden, vermittelt Ihnen der vom Nikotin getäuschte Teil im Gehirn das Gefühl: „Ich brauche Zigaretten wie einen Bissen Brot!“

Nikotin nutzt Ihr Belohnungssystem aus: Es vermittelt Ihnen das Gefühl, dass Rauchen für Sie lebensnotwenig ist.

Der Nikotinspiegel im Blut sinkt schnell, weil sich Nikotin sehr rasch im Körper verteilt und wieder abgebaut wird. Binnen 15 Minuten hat sich in etwa die Hälfte des Tabakgifts im Körper verteilt. Nach ein bis zwei Stunden sind gewöhnlich 50 Prozent des aufgenommenen Nikotins schon wieder abgebaut (das ist die sogenannte Halbwertszeit), vor allem durch Enzyme in der Leber, aber auch in den Nieren und der Lunge. Nikotin bleibt insgesamt ca. acht bis zwölf Stunden im Körper. Wenn Sie innerhalb dieser Zeit mehr als eine Zigarette rauchen, kommt es zu einer Anhäufung im Organismus. Während des Schlafs wird das Nikotin im Gehirn nahezu vollständig abgebaut. Das Nikotin-Abbauprodukt Cotinin hat eine deutlich längere Halbwertszeit und kann deshalb in Blut, Urin und Speichel noch mehrere Tage nachgewiesen werden. Im Gegensatz zu Teer und anderen Schadstoffen lagert sich Nikotin im Körper nicht ab.

Wie schnell der Nikotinabbau tatsächlich erfolgt, hängt allerdings von mehreren Faktoren ab. Durch den Gewöhnungseffekt verläuft er bei Rauchern schneller als bei Nichtrauchern. Innerhalb der Gruppe der Raucher sind genetische, geschlechtliche, ethnische und altersbedingte Unterschiede dafür verantwortlich, dass der Nikotinabbau verlangsamt oder beschleunigt wird (von Minuten bis zu Stunden). Zusatzstoffe wie Menthol in Zigaretten können den Nikotinabbau zusätzlich verlangsamen. Die Geschwindigkeit des Nikotinabbaus hat Auswirkungen auf das Rauchverhalten: Je schneller Ihr Körper das Nikotin abbaut, desto mehr und öfter werden Sie auch rauchen.

Wie schnell Ihr Körper Nikotin abbaut, hat Auswirkungen auf Ihr Rauchverhalten.

In einem internen Forschungsbericht von British American Tobacco ist folgende Erklärung zu finden: „Die chronische Aufnahme von Nikotin führt dazu, die normale physiologische Funktion des Kortikotropin-Systems [Kortikotropin = ein Hormon] wiederherzustellen, sodass ständig steigende Nikotindosen notwendig sind, um die gewünschte Wirkung aufrechtzuerhalten. Ein Körper, der in diesem

Status des Ungleichgewichts belassen wird, lechzt nach einer neuerlichen Drogenaufnahme, um das physiologische Gleichgewicht wieder herzustellen. Dieser unbewusste Wunsch erklärt die Sucht des Einzelnen nach Nikotin."

Wenn Sie das nächste Mal ein starkes Verlangen nach einer Zigarette verspüren, wissen Sie, dass Ihr Nikotinspiegel einen Tiefpunkt erreicht hat. Ihr Körper meldet Entzug und verlangt nach einer Zigarette. Geben Sie dem Verlangen nach und zählen Sie bewusst nach jedem Zug langsam bis sieben. In diesen sieben Sekunden erreicht eine kleine Dosis Nikotin Ihr Gehirn – das ist die angenehme Wirkung der Zigarette. Mit jedem Zug füllen Sie Ihren Nikotinbedarf auf und bleiben damit im Teufelskreis von Nikotinauffüllung und Nikotinabbau, denn die Wirkung einer Zigarette hält nicht lange an. Ein Teil Ihres Gehirns glaubt ja, dass Nikotin lebensnotwendig ist, und zwingt Sie, schon bald wieder für „Nachschub" zu sorgen. Wie lange wollen Sie diesen Kreislauf noch aufrechterhalten?

Wenn ich nur aufhören könnte!

Sie wissen jetzt, dass Nikotin zu einem massiven chemisch-hormonellen Ungleichgewicht im Körper und im Gehirn führt: Sie als Raucher versuchen das ursprüngliche Gleichgewicht wieder herzustellen, indem Sie Ihrem Körper wieder und wieder Nikotin zuführen. Der Körper ist bemüht, das zugeführte Gift relativ rasch abzubauen, was dazu führt, dass Sie zur nächsten Zigarette greifen. Ein Teufelskreis – aufrechterhalten durch das stark schädliche Suchtgift Nikotin. Es verändert im Laufe der Jahre die Funktionsweise und Struktur Ihres Gehirns. Diese langfristige Wirkung erklärt die Entzugserscheinungen, die trotz schnellen körperlichen Nikotinabbaus auftreten können. Die Veränderung im Gehirn erklärt auch, warum die meisten Raucher nicht einfach mit Ihrer bloßen „Willenskraft" aufhören können. Das Suchtzentrum im Gehirn, ein Hirnareal, das dem freien Willen nicht zugänglich ist, will befriedigt werden. Der Drang, das Verlangen nach Zigaretten ist so unkontrollierbar und zwanghaft, dass selbst schädliche Konsequenzen mehr oder weniger bewusst in Kauf genommen werden.

Süchtig? Gehören Sie zu den Rauchern, die behaupten, kein Suchtproblem zu haben, zu rauchen, weil es einfach schmeckt und jederzeit aufhören zu können, wenn Sie nur wollten? Die meisten Menschen denken, wenn sie das Wort „süchtig" hören, sofort an Heroin, Tabletten, Alkohohl oder Ähnliches. Das Bewusstsein, dass Rauchen eine Sucht ist, fehlt. Viele Raucher behaupten, mit ein wenig Disziplin jederzeit mit ihrem Laster aufhören zu können. Die Realität sieht aber in der Regel anders aus. Wer sich erst einmal an ein Suchtmittel gewöhnt hat, wird es so leicht nicht mehr los. Drei Fakten dazu:

Das Suchtgift Nikotin verändert im Laufe der Jahre die Funktionsweise und Struktur Ihres Gehirns.

1. Nikotin hat ein höheres Suchtpotenzial als Kokain und Heroin, das ist wissenschaftlich erwiesen.
2. Das Verharmlosen der Sucht ist ein wesentliches Kennzeichen der Problematik.
3. Die Erfolgsquoten bei Ausstiegsversuchen sind niedrig, und selbst „erfolgreiche" Ausstiege enden häufig mit einem Rückfall. Viele Raucher haben schon dutzende Male aufgehört und es geschafft, die körperliche Nikotinsucht zu überwinden. Trotzdem liegt die Rückfallquote bei Nikotin (fast) so hoch wie bei Heroin.

Warum? Viele Ex-Raucher sehen zwar die Nachteile, die mit dem Rauchen verbunden sind, glauben aber immer noch, ohne Zigarette auf etwas verzichten zu müssen. Kein Wunder, dass dann immer wieder das Gefühl auftaucht „Ich brauche oder ich will eine Zigarette." Hatten Sie schon einmal das Gefühl, Heroin zu brauchen? Fällt es Ihnen schwer, auf Heroin zu verzichten? Wenn nein, warum nicht? Vermutlich assoziieren Sie Heroin mit Abhängigkeit, Elend, Armut, Tod. In unserer Gesellschaft und in den Medien wird ein negatives Bild von Heroin verbreitet. Die mit dem Konsum verbundenen Nachteile und vor allem die Angst, abhängig zu werden, lassen die meisten Menschen vor einem Versuch zurückschrecken. Nicht so beim Rauchen. In den Medien wird zwar oft über die katastrophalen Auswirkungen des Rauchens berichtet, aber oft genug zeigen dieselben Medien rauchende Vorbilder und Superstars. Die Illusion vom „glücklichen" Raucher ist leicht aufrechtzuerhalten; niemand dagegen glaubt an den glücklichen Heroinjunkie. Aber niemand ist glücklich, *weil* er raucht. Niemand hat irgendeinen Vorteil, *weil* er raucht. Vergessen Sie das nicht, denn die Versuchung lauert überall.

Nikotin ist im Gegensatz zu Heroin nicht illegal, und die Sucht ist weit verbreitet. Selbst wenn die letzte Zigarette schon einige Zeit zurückliegt und die körperlichen Entzugserscheinungen überwunden sind, reicht oft ein einziger Auslöser (z. B. Stress im Büro, ein Glas Wein, ein anderer Raucher, ein „besonderer" Anlass), um schwach zu werden. Selbst ein starker Wille wird in so einem Moment gebrochen, und die Zigarette ist schnell wieder zur Hand, weil man den „Stoff" quasi an jeder Ecke legal bekommt, ohne Beschaffungskriminalität. Im Notfall kann man Bekannte oder auch wildfremde Menschen um eine Zigarette anschnorren. Stellen Sie sich vor, Sie haben jetzt gerade keine eigenen Zigaretten. Wie lange würden Sie brauchen, um an eine Dosis Nikotin zu kommen? Vermutlich nicht sehr lange.

Wenn Sie ernsthaft aufhören wollen, befreien Sie sich bitte von der Illusion, dass Rauchen einen positiven Effekt hat.

Wenn Sie ernsthaft aufhören wollen, haben Illusionen, Verharmlosungen oder Beschönigungen vom Rauchen keinen Platz. Im Kapitel „Erkennungsmerkmal Sucht" haben Sie bereits erfahren, dass die körperlichen Entzugserscheinungen von Nikotin harmlos sind, vergleichbar mit einem Hungergefühl.

Mit dem Unterschied, dass Sie ohne Nahrung auf Dauer nicht, ohne Nikotin aber auf Dauer besser leben können.

Die zweite gute Nachricht: Der Körper ist von der Nikotinsucht relativ leicht zu befreien. Nach ein paar Tagen, in denen Sie absolut kein Nikotin zuführen, hört Ihr Körper auf, danach zu verlangen. Die möglicherweise auftretenden körperlichen Entzugssymptome verschwinden schon nach kurzer Zeit – in der Regel dauert es zwischen fünf Tagen und drei Wochen.

Nikotin ist nicht lebensnotwendig
Ein Teil Ihres Gehirns hält Nikotin durch seine Ähnlichkeit mit einem körpereigenen Botenstoff für lebensnotwendig. Darüber wissen Sie bereits Bescheid. Machen Sie sich bewusst, dass Sie Nikotin nicht brauchen und dass Sie nichts Gefährliches oder gar Lebensbedrohliches tun, wenn Sie das Rauchen aufgeben. Im Gegenteil, Sie verbessern Ihr Leben in jeder Hinsicht.

Es ist sehr wahrscheinlich, dass sich gerade in der ersten Zeit, zusammen mit dem Verlangen nach einer Zigarette, auch innere Widerstände und Zweifel breitmachen. Das ist normal und ein Zeichen für bedeutsame Veränderungen. Wann immer Sie sich entscheiden, eine Veränderung in Ihrem Leben vorzunehmen, werden sich auch Widerstand und Unsicherheit melden. Diese Gefühle haben nichts mit einem schwachen Charakter oder zu wenig Willenskraft zu tun, sondern mit unserem Dasein als Menschen. Mit diesem Problem sind Sie also nicht allein. Widerstand ist ein instinktiver Sicherheitsmechanismus, ein innerer Wächter, der uns davon abhält, uns in Gefahr zu bringen. Er sorgt schon seit der Steinzeit dafür, dass wir überleben, und versucht uns in sicheren und vertrauten Gefilden zu halten: keine Abenteuer, nichts Unbekanntes, keine Veränderungen. Aus seiner Perspektive ist alles, was nicht der Ernährung, der Fortpflanzung oder der Flucht vor Gefahr dient, verschwendete Energie.

Gelernt ist gelernt

Was ist der Auslöser für einen schwachen Moment? Der Grund für einen Rückfall liegt fast immer in der psychischen Abhängigkeit, die im Gegensatz zur körperlichen Abhängigkeit oft jahrelang bestehen bleibt.

Sucht ist ein komplexer, langwieriger Lernprozess. Das Gemeine daran ist: Der Lernprozess verläuft langsam, der Übergang in die Abhängigkeit ist schleichend. Über Monate und Jahre hinweg ist das Rauchverhalten nicht nur zur festen Gewohnheit, sondern auch zu einem überlebensnotwendigen Reflex geworden. Dieser hat sich im Gehirn verankert – ein sogenanntes Suchtgedächtnis ist entstanden. Langsam, aber sicher wurde die Entscheidungsfreiheit immer geringer, und das Suchtverhalten hat sich verfestigt. Aus dem freien Willen zu rauchen wurde der Zwang zu rauchen. Sie haben „erfolgreich" gelernt, auf bestimmte Reize automatisch mit einem Griff zur Zigarette zu reagieren. Die gute Nachricht: Das Gehirn ist eine Lernmaschine. Es hat die ungeheure Kapazität, sich immer wieder neu zu strukturieren. Was wir lernen können, können wir auch wieder verlernen.

Das Suchtverhalten hat sich zwar über die Jahre verfestigt, aber das Gehirn ist in der Lage, umzulernen.

Aber zunächst einmal: Was hat Rauchen mit Lernen zu tun? Lernen findet im Kopf statt. Das menschliche Gehirn ist ein wahres Wunder der Natur. Es verarbeitet jede Sekunde Millionen von Sinneseindrücken und ist die Steuerzentrale des gesamten Körpers. Der Hirnforscher Gerhard Roth schätzt, dass uns nur 0,1 Prozent dessen, was das Gehirn gerade tut, bewusst werden. Den Rest verarbeitet das Gehirn unbewusst. In diesem Augenblick nimmt Ihr Gehirn die Farben und Formen Ihrer Umgebung wahr, die Temperatur um Sie herum, die Geräusche im Hintergrund, den Text, den Sie gerade lesen, wie Sie sich fühlen und vieles mehr. Gleichzeitig steuert Ihr Gehirn alle Prozesse, die zu Ihrem Überleben notwendig sind.

Die Arbeitsweise des Gehirns

Es ist wichtig, die Arbeitsweise des Gehirns zumindest ansatzweise zu verstehen, um die Mechanismen und Automatismen hinter dem Rauchen zu erkennen. Weder können noch wollen wir hier die unendliche Komplexität und die vielfältigen Wechselwirkungen unseres Gehirns erklären, sondern nur ein vereinfachtes, nachvollziehbares Modell anbieten, das hilft, das eigene Verhalten besser zu verstehen. Folgende Bereiche wollen wir uns anschauen: Stammhirn, Kleinhirn, Zwischenhirn, limbisches System und Großhirn, die verschiedene Aufgaben übernehmen.

Das Stammhirn

Als ältester Teil des Gehirns ist es zuständig für das Überleben. Es steuert die wichtigsten Organfunktionen wie Atmung, Herzschlag, Stoffwechsel und regelt weitere grundlegende Überlebensmechanismen wie Nahrungssuche, Fortpflanzung, Brutpflege. Für lebenswichtige Reflexe sorgt dieser Teil des Gehirns ebenfalls. Die Aktivitäten laufen hier zum größten Teil automatisch, ohne willentliche Kontrolle, ab. Das Stammhirn kennt nur die Gegenwart und hat zur Sicherung des Überlebens die Fähigkeit, die übergeordneten Teile des Gehirns notfalls außer Kraft zu setzen und das Kommando zu übernehmen. Es denkt nicht im eigentlichen Sinn – es handelt. Das hat große Vorteile. Zum Beispiel, wenn Sie Ihre Hand auf eine heiße Herdplatte legen: Während Ihr Großhirn noch überlegt, ob die Herdplatte nicht eventuell zu heiß sein könnte, hat das Stammhirn schon reagiert, und Sie haben Ihre Hand reflexartig von der Herdplatte gezogen.

Das Kleinhirn

Es steuert in erster Linie alle Bewegungsabläufe – also die Koordination der Muskelbewegungen. Andererseits hat das Kleinhirn die Aufgabe, automatisierte Bewegungsabläufe zu speichern und spielt eine Rolle beim unbewussten Lernen. Beim Autofahren müssen wir beispielsweise viele Dinge gleichzeitig tun. Am Anfang fällt uns das schwer. Wir müssen jeden Handgriff bewusst tun und geben uns ständig Anweisungen: „Schauen, kuppeln, schalten, blinken, lenken …". Mit einiger Übung, also nach einiger Zeit des bewussten Ausführens der einzelnen Schritte, muss man sich nicht mehr auf jeden Schritt konzentrieren. Irgendwann läuft alles automatisch ab. Die Bewegungsfolgen werden nun vom Kleinhirn geregelt, das während der Lernphase die zugehörigen Bewegungen gespeichert hat.

Das Zwischenhirn

Es lernt aus Erfahrungen und auf der Grundlage von Versuch und Irrtum. Es will ein Verhalten, das erfolgreich war, wiederholen und bei Misserfolg unterlassen. Ein Kern des Zwischenhirns, der Thalamus, filtert alle Eindrücke und leitet nur eine geringe Anzahl von Wahrnehmungen an die Großhirnrinde weiter. Daher wird dieser Anteil auch das „Tor zum Bewusstsein" genannt. Hier werden alle sachlichen Informationen mit Gefühlsregungen verknüpft – ankommende Sinneswahrnehmungen werden mit Gefühlen wie Freude, Angst, Lust oder Schmerz verbunden. Ein weiterer Kern des Zwischenhirns, der Hypothalamus, steuert alle vegetativen Prozesse, wie z. B. Hunger, Durst, Körpertemperatur, Schlaf und Angstreaktionen und greift regulierend in den Hormonhaushalt ein.

Das limbische System

Die Schaltzentrale unserer Entscheidungen ist nach heutigem Stand der Hirnforschung das limbische System. Es setzt sich aus mehreren Strukturen zusammen und ermöglicht sinnvolles Reagieren auf bzw.

Interagieren mit der Umwelt. Ein für praktisch alle Handlungen entscheidendes Grundprogramm ist hier integriert: „Schmerz vermeiden bzw. Lust/Freude erleben“. Wenn wir etwas tun, bewerten Zellgruppen des limbischen Systems, ob es gut oder schlecht war und ob wir es nochmals tun sollten. So wird jede Sekunde unseres Lebens nach „gut“ und „schlecht“, „anzustreben“ und „zu vermeiden“ beurteilt. „Gut“ bedeutet sofortige Lustbefriedigung bzw. Schmerzvermeidung und berücksichtigt keine langfristigen Folgen. Das limbische System arbeitet vollkommen unbewusst und lernt anhand von Erfahrung.

Die Schaltzentrale unserer Entscheidungen ist nach heutigem Stand der Hirnforschung das limbische System.

Das Großhirn

Im vorderen Gehirnbereich, dem Großhirn, sitzen entwicklungsgeschichtlich jüngere Eigenschaften des Menschen: vernunftgesteuertes, überlegtes und auf ein Ziel gerichtetes Handeln wird hier möglich gemacht. Es ist das Zentrum unserer Wahrnehmungen, unseres Bewusstseins, Denkens, Fühlens und Handelns. In der Großhirnrinde sitzen die Zentren, die uns in die Lage versetzen, über die unmittelbare Lustbefriedigung hinauszudenken und uns (zumindest theoretisch) ein bewusstes Verhalten ermöglichen. Das Großhirn ist für die Kontrolle der Triebfunktionen zuständig und glaubt, der Boss zu sein, auch wenn das oft gar nicht stimmt.

Rein sachliche Entscheidungen gibt es nicht: Denken, Fühlen und Entscheiden sind untrennbar miteinander verbunden.

Wer ist hier der Boss?

Wenn eine Stresssituation uns zu einer Reaktion zwingt, regieren die älteren Teile des Gehirns. Sie sichern vor allem grundlegende Lebensfunktionen und arbeiten „unbewusst“. Der Verstand kann keine Entscheidung treffen, sondern liefert lediglich einen Input, der die längerfristigen Konsequenzen unseres Handelns aufzeigt. Eine rein sachliche

Entscheidung gibt es nicht. Denken, Fühlen und Entscheiden sind untrennbar miteinander verbunden. Die Entscheidung, welche Handlung wir ausführen, obliegt letztlich dem limbischen System und wird unbewusst getroffen. Es „hat also gegenüber dem rationalen System das erste und das letzte Wort. Das erste beim Entstehen unserer Wünsche und Zielvorstellungen, das letzte bei der Entscheidung darüber, ob das, was sich Vernunft und Verstand ausgedacht haben, jetzt und so und nicht anders getan werden soll“, so der Neurologe Gerhard Roth.

Warum wir Ihnen das alles erzählen? Vermutlich ahnen Sie schon einige Zusammenhänge zwischen Gehirnfunktionen und Rauchen: Wie Sie ja bereits wissen, täuscht Nikotin Ihr Gehirn. Es passiert die Blut-Hirn-Schranke, die viele andere Giftstoffe stoppt, und lässt Ihr Gehirn glauben, es wäre ein willkommener, lebensnotwendiger Stoff. Der Körper entwickelt ein Notprogramm. So wie die unangenehmen Gefühle Hunger und Durst dazu führen, dass wir essen und trinken, führt das unangenehme Gefühl eines sinkenden Nikotinspiegels zum Rauchen. Das Stammhirn ist dabei nur daran interessiert, dass Sie überleben, und unterscheidet nicht zwischen wirklich nützlichen und schädigenden Verhaltensweisen. Das limbische System beurteilt rauchen als „gut“, weil es sofortige Lustbefriedigung bzw. Vermeidung von Entzugserscheinungen bedeutet. Nichtrauchen ist aus seiner Sicht ein immenser Nachteil. Langfristige Folgen werden von ihm nicht berücksichtigt.

Verschieben Sie Ihren Fokus: Denken Sie längerfristig! Die meisten Raucher scheitern an den kurzfristigen Nachteilen, die sie beim Aufhören in Kauf nehmen müssen. Sie sind nicht bereit, diesen Preis zu bezahlen. Aber welchen Preis fordert das Leben, wenn Sie weiterrauchen wie bisher? Welche Nachteile werden Sie dafür in Kauf nehmen müssen?

Sie wissen, dass Sie Nikotin in Wahrheit weder zum Leben noch zum Überleben brauchen. Die Lustbefriedigung durch das Rauchen ist kurz, der mögliche Schaden lang. Es passiert nichts, wenn Sie *nicht* rauchen. Sie haben nichts zu verlieren – auch, wenn Sie das zu diesem Zeitpunkt noch nicht glauben.

Sie wissen, dass Sie Nikotin in Wahrheit weder zum Leben noch zum Überleben brauchen: Es passiert nichts, wenn Sie *nicht* rauchen.

Konditionierte Schlüsselreize

Von Geburt an lernt der Mensch sein Verhalten durch Imitation seiner Umwelt. Er beobachtet seine Eltern und ahmt sie nach. Später kommen die Peergroup und andere Vorbilder hinzu. Darunter immer mehr und dominanter die Helden aus den Medien. Mit dem Einfluss des Gruppendrucks und der Bedeutung von rauchenden Vorbildern haben wir uns ja bereits eingehend beschäftigt. Diese beim Rauchen zu beobachten, bedeutet „Lernen am Modell“. Weitere Lernprozesse, die zum zwanghaften Griff zur Zigarette führen und auch die Mechanismen des Rückfalls erklären, sind die sogenannte klassische (Reiz und Reaktion) und die operante Konditionierung (Lernen am Erfolg).

Ursprünglich neutrale Reize (der Anblick einer Zigarette, das Telefon, ein Kaffee, bestimmte Gefühlszustände) werden mit Rauchen assoziiert und lösen dann als erlernte (konditionierte) Reize das Verlangen nach der Zigarette aus. Anfangs raucht man in ganz bestimmten Situationen, z.B. zum Kaffee, beim Telefonieren, in einer Pause, im Auto, am Schreibtisch, nach dem Essen, nach dem Sex, bei Langeweile, bei Stress, nach einem Streit, zur Entspannung. Allmählich und unbemerkt verbindet sich das eine mit dem anderen. Solche Verknüpfungen werden zu festen, tief verwurzelten Gewohnheiten – eine klassische Konditionierung ist erfolgt. Schon bald reicht der Anblick von

Ursprünglich neutrale Reize werden mit Rauchen assoziiert und lösen dann das Verlangen nach der Zigarette aus.

Kaffee (Schlüsselreiz), und automatisch entsteht das Verlangen nach einer Zigarette. Das Telefon läutet (Schlüsselreiz), und schon wird eine angezündet. Wenn man sich langweilt, im Stress ist oder Streit hatte (Schlüsselreiz), muss man eine rauchen.

Die operante Konditionierung kommt zur klassischen dazu. Unser Verhalten hat Konsequenzen, und Belohnung ist das einfachste Prinzip, um ein Verhalten häufiger werden zu lassen. Nikotin hat einen positiven Effekt, wirkt also belohnend. Es steigert – wie Sie bereits wissen – die Ausschüttung von Dopamin und löst ein Glücksgefühl im „Belohnungszentrum" des Gehirns aus. Durch das Rauchen werden Entzugserscheinungen und unangenehme Gefühle vermieden oder beseitigt, was ebenfalls angenehm ist. Die „Belohnung" wird direkt mit der Tätigkeit des Rauchens assoziiert. Die sofortige Lustbefriedigung bzw. Schmerzvermeidung speichert das limbische System als positive Erfahrung. Das Gehirn lernt, dass Rauchen subjektiv gut tut und anzustreben ist und verlernt so, sich mittels anderer Strategien zu belohnen.

Wenn das Gehirn lernt, dass Rauchen subjektiv gut tut, entsteht ein Suchtgedächtnis und psychische Abhängigkeit.

So entsteht psychische Abhängigkeit und ein Suchtgedächtnis. Die Erwartung, durch das Rauchen negative Gefühle zu vermindern bzw. positive zu erreichen, wird mit jeder Zigarette bestätigt. Wer pro Tag 20 Zigaretten raucht, wiederholt 7300-mal pro Jahr die „Erfahrung", dass Rauchen eine beglückende Tätigkeit ist. Das prägt sich tief ins Unbewusste ein; es entsteht ein sogenanntes Suchtgedächtnis. Sobald der Nikotinspiegel im Gehirn sinkt oder ein Schlüsselreiz (Kaffee, Stress, ein anderer Raucher, Gefühle) auftritt, wird dieses Gedächtnis aktiviert, und das dringende Verlangen nach einer neuen Dosis Nikotin erwacht. In neuesten Studien wurde entdeckt, dass sogar unbewusst wahrgenommene Signale die Lust auf Drogen auslösen: Einem Reiz für nicht wahrnehmbare 33 tausendstel Sekunden (!) ausgesetzt zu sein, kann genügen, um das limbische System im Gehirn zu aktivieren.

Die konditionierten Schlüsselreize und das Suchtgedächtnis sind der Grund für viele Rückfälle. Auch noch nach jahrelanger Abstinenz kann so ein unwiderstehliches Verlangen nach einer Zigarette entstehen.

Die äußerst nützliche Fähigkeit des Gehirns, ein nur wenige Male wiederholtes Verhalten als unbewusst ablaufendes „Programm" zur Verfügung zu stellen, wird beim Rauchen zur Falle: Wer pro Tag 20 Zigaretten raucht und an jeder Zigarette achtmal zieht, führt seine Hand täglich ca. 160-mal zum Mund. Diese Bewegung wird damit in einer Woche 1120-mal und jedes Jahr 58400-mal durchgeführt.

Gelernt ist gelernt
Wie oft ertappen Sie sich dabei, dass Sie sich völlig unbewusst und automatisch eine Zigarette angezündet haben? Wann haben Sie das letzte Mal darüber nachgedacht, was Sie tun müssen, um zu rauchen? Zigarette anzünden, ziehen, tief inhalieren, ausblasen, abaschen, ziehen, inhalieren ... bis zum Ausdämpfen. Geht alles ganz automatisch und selbstverständlich – ohne bewusste Entscheidungen. Gelernt ist gelernt!

Sie verstehen jetzt, dass Sucht sehr viel mit dem Gehirn zu tun hat. Aufhören zu rauchen bedeutet, einer konditionierten „Belohnung" zu entsagen und zu versuchen, dem durch das Nikotin bzw. durch Schlüsselreize ausgelösten Bedürfnis nach Zigaretten zu widerstehen. Ein schwieriges Unterfangen! Durch die gelernte Programmierung hat die Vernunft wenig bis gar keinen Einfluss auf die Entscheidung „rauchen oder nicht rauchen". Der Verstand kann sich zwar im Klaren darüber sein, dass Zigaretten schädlich sind, aber das Kommando haben andere Teile des Gehirns – die unbewussten Teile, die sich um Ihr Überleben und um Ihre Lustbefriedigung kümmern.

Der Verstand weiß zwar, dass Zigaretten schädlich sind, aber das Kommando haben leider andere Teile des Gehirns.

Kein Wunder, dass viele Versuche, schlechte Angewohnheiten aufzugeben, scheitern, solange das „Belohnungszentrum" sagt „Tut gut. Schmeckt mir." Selbst wenn Sie ein ausgesprochen rationaler Mensch sind, werden Sie sich mit der Tatsache anfreunden müssen, dass Ihr Verhalten nicht von intellektuellen Überlegungen gesteuert wird, sondern in den meisten Fällen von Ihren Gefühlen. Ihr limbisches System hat nun einmal gelernt, dass Rauchen eine sofortige Lustbefriedigung (positive Gefühle) bedeutet bzw. hilft, Schmerz (negative Gefühle) zu vermeiden. Dieses System können Sie vielleicht kurzfristig überlisten. Dann schaffen Sie es durch reine Willenskraft, eine Zeitlang nicht zu rauchen. Sie glauben aber noch immer an die Vorteile des Rauchens. Und irgendwann kommt ein Schlüsselreiz (unerwarteter Stress, der Geruch von Tabak, ein besonderes Ereignis), der das limbische System so stark aktiviert, dass das Verlangen stärker wird als jede Willenskraft. Um eine dauerhafte Veränderung zu bewirken, müssen Sie verlernen, was Sie gelernt haben, nämlich dass Rauchen Vorteile bringt.

An dem Tag, an dem sich Ihre Überzeugung verändert hat – Sie erkennen, dass Rauchen in Wahrheit keinerlei Vorteile hat –, werden Sie aufhören zu rauchen! Sie werden ab diesem Moment auch bereit sein, kurzfristig Unangenehmes zu ertragen, weil Sie wissen, dass es sich lohnt und Sie langfristig nur gewinnen.

Raucher oder Nichtraucher

Bevor irgendwelche Techniken, Tipps oder Strategien zur Raucherentwöhnung helfen können, müssen Sie sich mental vorbereiten und Ihre innere Motivation stärken, aufhören zu wollen. Das „Warum" ist die wichtigste Antriebskraft. Nur wer ein ausreichend starkes „Warum" hat, wird das „Wie" erfolgreich nutzen können.

Seit Beginn Ihres Raucherlebens läuft bei Ihnen das körperliche, mentale und emotionale Programm, dass Rauchen einen positiven Effekt hat. Dieses Programm gilt es Schritt für Schritt zu überarbeiten. Am Anfang dieses Ratgebers haben wir Sie an Ihre erste Zigarette erinnert und erklärt, was davor und danach passiert ist. Damals haben Sie sich dem Ziel „Raucher werden" hingegeben – mit großer Wahrscheinlichkeit unbewusst und ohne besondere Anstrengung. Damals wollten sie einfach rauchen – Rauchen hat die Lebensart symbolisiert, der Sie nahekommen wollten. Rauchen ist zu Ihrem persönlichen Lebensstil geworden. Bis zu einem gewissen Maß „tragen" Raucher ihre Zigarette, sie wird dadurch neben ihrer Kleidung oder ihrem Styling zu einem wichtigen Teil ihres gewünschten Egos, sagt die Tabakindustrie.

Im Laufe der Zeit haben Sie ein inneres Bild von sich selbst als Raucher aufgebaut. Ist dieses Selbstbild als Raucher positiv? Sehen Sie sich gerne als Raucher? Gehört Rauchen zu Ihrer Persönlichkeit?

Wie sieht Ihr Selbstbild als Raucher aus? Gehört Rauchen zu Ihrer Persönlichkeit?

Wenn Sie bewusst darüber nachdenken, werden Sie vermutlich sagen, dass Coolness, Eleganz, Attraktivität, Charisma und Ähnliches nicht von äußeren Attributen abhängt, jedenfalls nicht von Zigaretten. Aber wie oft haben Sie Idole, die eben diese Werte verkörpern, mit Zigaretten gesehen – von Humphrey Bogart, Marlon Brando, James Dean, Marlene Dietrich und Lauren Bacall bis zu Jack Nicholson, Johnny Depp, Nicolas Cage, Brad Pitt, Sean Penn, Kate Moss und Scarlett Johansson, um nur ein paar wenige zu nennen.

Wenn Sie ein positives Raucher-Image aufrechterhalten, hat Rauchen gefühlsmäßig einen ganz besonderen Wert für Sie. Solange Sie Rauchen mit Werten wie cool, attraktiv, kultiviert, fröhlich, sorgenfrei, entspannt, sinnlich oder sexy verknüpfen, vermindern Sie die Chancen, Ihre Rauchgewohnheiten zu verändern. Haben Sie heute noch rauchende Vorbilder? Ist Rauchen für Sie heute noch ein erstrebenswerter Lebensstil? Ein Charaktermerkmal?

Beantworten Sie für sich selbst die Fragen: Wie bin ich als Raucher? Wie bin ich als Nichtraucher? Wie sind Sie nun wirklich? Welche Rolle spielt Rauchen dabei? Haben Sie vielleicht noch eine falsche Vorstellung davon, wie sich Rauchen auf Ihren Charakter auswirkt? Wie wollen Sie sich sehen?

Eines ist sicher: Rauchen ist keine feststehende Persönlichkeitseigenschaft. Sie sind nicht cool, attraktiv oder fröhlich, *weil* Sie rauchen. Rauchen ist vielmehr ein Fremdkörper, der viel Zeit, Energie, Geld und Gesundheit kostet.

Wie Sie sich einst entschieden haben, rauchen zu wollen, können Sie sich jetzt entscheiden, nicht rauchen zu wollen.

Heute sind Sie in der Lage, selbst zu entscheiden, welche Bedeutung Sie Zigaretten geben wollen. So wie Sie sich einst entschieden haben, rauchen zu wollen, können Sie sich jetzt entscheiden, nicht rauchen und frei sein zu wollen. Wie damals können Sie sich Vorbilder für Ihr Vorhaben suchen. Verknüpfen Sie positive Werte mit dem Nichtrauchen.

Als Nichtraucher bin ich ...

Setzen Sie Ihre Vorstellungskraft ein! Arbeiten Sie an Ihrem Selbstbild als Nichtraucher! Stellen Sie sich vor, wie Sie sich fühlen werden als Nichtraucher. Was Sie sich vorstellen können, können Sie auch erreichen.

Malen Sie sich zum Beispiel aus: Wie fit Sie sind. Wie Sie laufen, ohne außer Atem zu kommen. Wie Sie dankend eine Zigarette ablehnen. Wie Sie den vollen Geschmack des Essens genießen können. Wie gut Ihr Atem, Ihre Haare, Ihre Kleider riechen. Wie Sie Ihr durch Nichtrauchen gespartes Geld ausgeben. Wie stolz Sie auf sich sind, es geschafft zu haben. Nutzen Sie alle Ihre Sinne, um schon heute zu fühlen und zu erleben, wie Sie Nichtraucher sind.

Machen Sie diese gedanklichen Übungen regelmäßig, damit beginnen Sie positive Werte und Gefühle mit dem Nichtrauchen zu verbinden und die Programmierung in Ihrem Unterbewusstsein zu verändern.

Diese veränderte Grundeinstellung ist ein wichtiger Schritt auf Ihrem Weg zum Nichtraucher. Ein weiterer Schritt ist Ihre persönliche Matrix.

Die innere Motivation

Solange Sie zur Zigarette greifen oder das Verlangen nach einer Zigarette verspüren, gibt es zumindest einen Teil in Ihnen, der mit dem Rauchen etwas Positives verbindet – Sie haben (noch) eine innere Motivation zu rauchen. Würde das Rauchen Ihnen subjektiv keinerlei Vorteile bieten, hätten Sie es mit Leichtigkeit längst aufgegeben.

Finden Sie heraus, was für Sie persönlich für und was gegen das Rauchen spricht.

Bevor Sie sich entscheiden, damit aufzuhören, ist es daher sinnvoll, sich selbst bewusst zu machen, was für bzw. was gegen das Rauchen spricht. Finden Sie heraus, welche Vorteile Sie persönlich glauben aus dem Rauchen zu ziehen. Dabei geht es nicht um allgemeingültige Kriterien, sondern um Ihre ganz persönliche Pro-und-Contra-Liste, die Sie hier in zwei Schritten erstellen können.

Schritt 1: Einflussfaktoren

Zunächst listen Sie alle Faktoren auf, die bei der Entscheidung zu rauchen oder nicht zu rauchen eine Rolle spielen (z. B. Gesundheit, Leistungsfähigkeit, Geld, Geselligkeit, Genuss, Entspannung, Beschäftigung, Schönheit, Geruch, Geschmack, Zugehörigkeit, Vorbilder, Entzugserscheinungen, Gewicht usw.)

Nicht alle angeführten Faktoren sind gleich bedeutungsvoll. Geben Sie deshalb jedem Einflussfaktor auf der Liste eine Punktezahl zwischen 1 (= sehr geringe Bedeutung) und 5 (= sehr große Bedeutung).

Einflussfaktor	Punkte

Schritt 2: Pro und Contra

Erstellen Sie Ihre persönliche Matrix. Beginnen Sie mit Ihrem wichtigsten Einflussfaktor: Überlegen Sie sich, welche Vorteile bzw. welche Nachteile für Sie bei diesem Faktor mit dem Rauchen verbunden sind und schreiben Sie das Ergebnis in das entsprechende Feld der Matrix.

Wenn ein Faktor sowohl Vorteile als auch Nachteile beinhaltet, führen Sie beide Aspekte an. Wenn Sie damit fertig sind, gehen Sie zum nächsten Einflussfaktor.

Anschließend bewerten Sie wie in Schritt 1 die einzelnen Vor- und Nachteile wieder mit einer Punktezahl zwischen 1 und 5, für einen wichtigen Aspekt geben Sie z. B. fünf Punkte und für einen weniger bedeutenden Aspekt z. B. nur drei Punkte. Dann vergleichen Sie die Werte der Pro- und Contra-Seiten.

Das Ergebnis könnte zum Beispiel so aussehen:

PRO Rauchen	CONTRA Rauchen
Vorteile, die ich mit dem Rauchen verbinde:	**Nachteile, die ich mit dem Rauchen verbinde:**
Faktor Genuss ▪ Es schmeckt mir einfach! **5 Punkte** ▪ Manche Zigaretten sind ein echter Genuss! **5 Punkte** **Faktor Entspannung** ▪ Rauchen entspannt, wenn ich Stress habe. **5 Punkte** **Faktor Konzentration** ▪ Ich kann mich besser konzentrieren. **4 Punkte** ▪ Ich habe in Rauchpausen die besten Ideen. **3 Punkte** **Faktor Gesellschaft** ▪ In Gesellschaft gehört Rauchen einfach dazu. **4 Punkte**	**Faktor Abhängigkeit** ▪ Ich fühle mich abhängig von Zigaretten. **5 Punkte** **Faktor Geld** ▪ Ich gebe viel Geld aus. **2 Punkte** **Faktor Gesundheit** ▪ Meine Durchblutung ist schlecht. **4 Punkte** ▪ Ich gefährde meine Gesundheit. **4 Punkte** ▪ Ich gefährde/belästige Nichtraucher. **2 Punkte** **Faktor Gesellschaft** ▪ Die zunehmenden Raucherverbote erschweren mir das Leben. **2 Punkte** ▪ Ich bin kein gutes Vorbild für Kinder. **2 Punkte** **Faktor Schönheit** ▪ Meine Zähne verfärben sich. **2 Punkte**

PRO Rauchen	CONTRA Rauchen
Nachteile, die ich mit dem Aufhören verbinde:	**Vorteile, die ich mit dem Aufhören verbinde:**
Faktor Gewicht ▪ Ich esse mehr. **3 Punkte** ▪ Ich nehme zu. **4 Punkte** **Faktor Gesellschaft** ▪ Ich bin in vielen Situationen unsicher, wenn ich keine Zigarette in der Hand halte. **4 Punkte** **Faktor Abhängigkeit** ▪ Ich muss das Verlangen nach einer Zigarette aushalten. **5 Punkte**	**Faktor Leistungsfähigkeit** ▪ Ich bin fitter und leistungsfähiger. **4 Punkte** ▪ Ich habe mehr Energie. **4 Punkte** **Faktor Geruch** ▪ Meine Kleidung/meine Wohnung riechen nicht mehr nach Rauch. **4 Punkte** ▪ Mein Geschmacks- und Geruchsinn ist besser. **2 Punkte** **Faktor Entspannung** ▪ Ich bin entspannt an Orten, an denen man nicht rauchen darf. **3 Punkte** ▪ Ich habe mehr Zeit. **2 Punkte** **Faktor Schönheit** ▪ Meine Haut ist schöner. **3 Punkte**
42 Punkte gesamt	**45 Punkte gesamt**

Nehmen Sie sich ein Blatt Papier und erstellen Sie Ihre persönliche Matrix!

PRO Rauchen	CONTRA Rauchen
Vorteile, die ich mit dem Rauchen verbinde:	**Nachteile, die ich mit dem Rauchen verbinde:**
______________	______________
______________	______________
______________	______________
______________	______________
______________	______________
______________	______________

PRO Rauchen	CONTRA Rauchen
Vorteile, die ich mit dem Rauchen verbinde:	**Nachteile, die ich mit dem Rauchen verbinde:**
______________________	______________________
______________________	______________________
______________________	______________________
______________________	______________________
______________________	______________________
______________________	______________________
______________________	______________________
______________________	______________________
______________________	______________________
______________________	______________________
______________________	______________________
______________________	______________________
______________________	______________________

Wie geht es Ihnen mit Ihrem Ergebnis? Haben Sie viele Punkte auf der Pro-Seite, dann ist offensichtlich, warum Sie rauchen. Viele werden aber feststellen, dass Sie deutlich mehr Punkte auf der Contra-Seite haben und trotzdem rauchen. Warum? Pro-und-Contra-Listen gehen meist davon aus, dass wir Entscheidungen sehr rational treffen und über den Verstand alles in den Griff bekommen. Werfen Sie noch einmal einen Blick auf Ihre Liste und fragen Sie sich:

- Welche Argumente basieren auf Vernunft und Logik?
- Welche basieren auf Gefühl und Wohlbefinden?
- Welche Argumente haben sofort positive Auswirkungen (Schmerz vermeiden bzw. Lust/Freude erleben)?
- Welche Argumente würden sich erst in der Zukunft positiv auswirken (also längerfristige Konsequenzen haben)?

Machen Sie sich noch einmal klar:

- Als Raucher treffen Sie diese Entscheidung nicht auf Basis von Logik, Vernunft und Risikoanalyse. Sie werden in viel stärkerem Ausmaß von Bildern, Vorstellungen, positiven Affekten und Gefühlen geleitet.
- Unser Körper ist auf Überleben programmiert. Das Jetzt zählt, und Zukunftskonsequenzen sind schwer vorzustellen. Es braucht viel Bewusstsein, die natürliche Tendenz, nur auf die Gegenwart oder sehr nahe Zukunft zu fokussieren, zu überwinden.
- Das Stammhirn ist daran interessiert, dass Sie überleben, und unterscheidet nicht zwischen wirklich nützlichen und schädigenden Verhaltensweisen.
- Das limbische System hat gegenüber dem rationalen System das erste und das letzte Wort: Das erste beim Entstehen unserer Wünsche und Zielvorstellungen, das letzte bei der Entscheidung darüber, ob das, was sich Vernunft und Verstand ausgedacht haben, jetzt und so und nicht anders getan werden soll. Von dort aus werden wir auch „regiert", wenn eine Stresssituation uns zu einer Reaktion zwingt.
- Ein für praktisch alle Handlungen entscheidendes Grundprogramm ist im limbischen System integriert: „Schmerz vermeiden bzw. Lust/Freude erleben!" „Gut" bedeutet sofortige Lustbefriedigung bzw. Schmerzvermeidung und berücksichtigt keine langfristigen Folgen.

Scheinbare Vorteile

Warum rauchen Sie? Ohne alle Raucher über einen Kamm scheren zu wollen, die „guten" Gründe zu rauchen klingen meist sehr ähnlich:

- „Es schmeckt mir einfach."
- „Für mich ist Rauchen (bei vielen Gelegenheiten) ein echter Genuss."
- „Rauchen ist beruhigend, wenn ich mich ärgere, unter Stress stehe oder nervös bin. Rauchen ist entspannend."

- „Ich kann mich besser konzentrieren und bin leistungsfähiger, wenn ich rauche."
- „Rauchen ist eine angenehme Ablenkung, wenn ich mich langweile."
- „In/nach schönen Situationen gehört eine Zigarette einfach dazu."
- „Das Verlangen ist zu stark, um damit aufzuhören."
- „Ich rauche, weil ich nicht zunehmen möchte."

Motive, die jeder Raucher nachvollziehen und vermutlich bestätigen kann. Gründe, die vor allem mit der subjektiv empfundenen Wirkung von Zigaretten zusammenhängen. Das bestätigen auch Motivforschungen der Tabakindustrie: „Raucher sind, auch wenn sie sich sehr bemühen, nicht in der Lage, den tatsächlichen Akt des Rauchens mit positiven Begriffen zu erklären. Die einzig positiven Dinge, die über das Rauchen gesagt werden, haben mit den wahrgenommenen Vorteilen zu tun, die ein Raucher daraus zu ziehen glaubt."

Ihr Gehirn gleicht einer Waage, die alle mit Rauchen verbundenen Vor- und Nachteile abwägt. In einer Waagschale liegt das Pro, in der anderen das Contra. Dabei kommt es nicht darauf an, wie viele Faktoren in jeder Waagschale liegen, sondern darauf, was jeder einzelne davon wiegt. Vielleicht verknüpfen Sie bereits mehr Nachteile mit dem Rauchen als Vorteile. Solange aber auch nur ein Vorteil – bewusst oder unbewusst – ein großes Gewicht hat oder als besonders positiv empfunden wird, wird es Ihnen schwerfallen aufzuhören.

Solange Rauchen einen subjektiv wahrgenommenen Vorteil hat, fällt es Ihnen schwer aufzuhören.

Beginnen Sie daher ganz bewusst, die wahrgenommenen Vorteile kritisch zu prüfen. Rauchen ist zu einer tief verwurzelten Gewohnheit geworden. Wenn Sie den Sinn oft genug in Frage stellen, lockern Sie diese Wurzeln. Und es wird immer einfacher, sich davon zu lösen.

Es geht um Gefühle

Was sind nun diese subjektiv wahrgenommenen Vorteile? Was ist scheinbar so positiv an der Wirkung von Zigaretten? Raucher glauben, mit Zigaretten ihre Gefühle und ihren Gemütszustand steuern zu können. Interne Forschungen der Tabakindustrie ergaben, dass für die meisten Raucher der Konsum von Zigaretten mit dem Abbau negativer Gefühle wie Anspannung, Angst, Unsicherheit, Stress oder Depression zusammenhängt. In einem Dokument aus dem Jahr 1966 hielt der Wissenschafter Prof. Tomkins fest, dass das Ziehen an der Zigarette eine angeborene Reaktion zur Beruhigung in Stresssituationen ist (Stichwort: Saugreflex) und „zusätzlich Raucher durch Erfahrung lernen, dass Rauchen jedes negative Gefühl abschwächen und jedes positive Gefühl hervorrufen kann".

Auch spätere Studien, zum Beispiel von Philip Morris, kamen zu ähnlichen Ergebnissen: „Rauchen ist mit einer Vielzahl emotionaler Zustände wie Ärger, Traurigkeit, Glück und Langeweile verbunden. Manche Raucher berichten, dass Zigaretten sie beruhigen, während andere sagen, dass Zigaretten sie aufputschen. Manche Theorien beziehen diese unterschiedlichen Erklärungen mit ein und behaupten, dass Zigarettenrauchen zur Erreichung eines stabilen Gemütszustandes dient, wobei der Raucher je nach Bedarf dadurch stimuliert oder beruhigt wird. Wann immer Raucher eine Veränderung des Gemütszustandes erleben, zünden sie sich daher eine Zigarette an, um mit dieser neuen Emotion besser zurechtzukommen."

Raucher glauben, mit Zigaretten ihre Gefühle und ihren Gemütszustand verändern zu können.

Entspannend oder anregend – Nikotin hat für den abhängigen Raucher unterschiedliche Effekte. Es wirkt zu verschiedenen Tageszeiten und je nach Stimmung und Tätigkeit unterschiedlich. Viele Raucher finden die erste Zigarette am Morgen stimulierend und anregend:

„Ohne Kaffee und Zigarette werde ich nicht wach!" Kein Wunder, im Schlaf ist der Nikotinspiegel stark gesunken, und das Gehirn ist für die Wirkung der Zigarette besonders empfänglich. Aber auch untertags kann eine Zigarette scheinbar als Wachmacher und Konzentrationshilfe dienen. Nikotin wird nicht nur als anregend, sondern auch als entspannend erlebt – zum Beispiel abends vor dem Schlafengehen. Außerdem soll Nikotin Stress, Angstgefühle oder Niedergeschlagenheit mildern und die Stimmung heben können.

Wie auch immer, als Raucher gewöhnen Sie sich daran, Nikotin als Mittel zu benutzen, um mit täglichen Stresssituationen fertigzuwerden. Sie lernen Nikotin regulierend einzusetzen, egal ob zur Stimulation oder zur Entspannung. Die Zigarette – Ihre Freundin – hat Sie so vermutlich über lange Zeit in vielen glücklichen, traurigen, stressigen, zornigen, entspannten und romantischen Situationen begleitet. Es sind genau die Momente, in denen Sie als Raucher wieder und immer wieder zur Zigarette greifen.

Was passiert wirklich? Im Kapitel „Sie müssen den Spiegel halten" haben Sie gelesen, was geschieht, wenn der Nikotinspiegel abfällt: Das Gehirn meldet Alarm, weil ein scheinbar lebenswichtiger Stoff zur Aufrechterhaltung der Gehirnfunktionen fehlt. Das Verlangen nach der nächsten Zigarette macht sich bemerkbar – wird es nicht befriedigt, geht es Ihnen nicht gut. Sie spüren vielleicht eine gewisse Unruhe, Nervosität, Reizbarkeit, Konzentrationsschwäche, Aggressivität, Müdigkeit oder einen Energieverlust. Kaum steckt wieder eine Zigarette im Mund, verschwinden mit der Nikotinzufuhr die Symptome, und die Stimmung verändert sich schlagartig. Sie erinnern sich: Sieben Sekunden und „Ahhh!" – die Erlösung beginnt. Durch die unmittelbare Belohnung, die das Verhalten hervorruft, wird es als positiv und

Eine Zigarette verbessert Ihr Wohlbefinden nur, weil Sie auf die Wirkung des Nikotins konditioniert sind.

gewinnbringend erlebt: „Ich rauche gerne“, „Es schmeckt mir“, „Ich kann mich besser konzentrieren“, „Ich kann mich entspannen.“

Der eigentliche Grund zu rauchen ist Ihre Erfahrung, dass die ersten Züge einer Zigarette ein Gefühl von Entspannung, Wohlbefinden, Freiheit, Klarheit oder Ähnliches bewirken. Sie nutzen Zigaretten mehr oder weniger bewusst, um Ihre Gefühle zu verändern bzw. zu intensivieren. Letztlich verändern Sie nur Gefühle, die aufgrund Ihrer Entzugserscheinungen entstanden sind. Sie sind nicht süchtig nach der Zigarette, sondern nach der konditionierten Wirkung der Zigarette bzw. des Nikotins.

Fakt ist: Nichtraucher fühlen sich in keiner Weise besser, wenn sie eine Zigarette rauchen – im Gegenteil, den meisten wird übel werden. Der Raucher fühlt sich auf Grund der Entzugserscheinungen unwohl, wenn ihm Nikotin fehlt, und fühlt sich wohl, wenn er Nikotin aufnimmt. Ein sinnloses Auf und Ab, denn als Nichtraucher fehlt einem gar nichts. Nur Raucher haben ein immer wiederkehrendes Verlangen nach Nikotin. Als Raucher verändern Sie nur die Gefühle, die Sie nicht hätten, wenn Sie vorher nicht geraucht hätten. Machen Sie sich bewusst: Bevor Sie mit dem Rauchen angefangen haben, haben Sie kein Nikotin gebraucht, um sich gut zu fühlen. Und wenn Sie mit dem Rauchen wieder aufhören, brauchen Sie es auch nicht.

Mit einer Zigarette verändern Sie nur die Gefühle, die Sie nicht hätten, wenn Sie vorher nicht geraucht hätten.

Die Zigarette – mein Freund und Helfer

Für viele Raucher ist die Zigarette mit der Zeit zu einer Art Freund geworden – in schlechten Zeiten ein Helfer in der Not, in guten Zeiten ein echter Kumpel, mit dem man das Leben genießt. Eine „Freundschaft" ist entstanden, die – scheinbar – besser funktioniert und verlässlicher ist als manch andere Beziehung im Leben. Bevor Sie also weiter an einer ernsthaften Trennung von der Zigarette arbeiten, sollten Sie wissen, mit wem Sie da eigentlich Ihr Leben teilen.

Hightech-Produkt Zigarette

Giftige Stoffe inhalieren

Vermutlich denken Sie, dass Sie Tabak rauchen. Aber was tun Sie wirklich? Sie zünden sich eine Zigarette an, die beginnt zu rauchen, und Sie inhalieren einen Haufen toxischer, also giftiger Stoffe.

Über 90 Substanzen in Tabak und Rauch sind mittlerweile nachgewiesenermaßen krebserregend bzw. stehen im Verdacht, Krebs zu erzeugen.

Bislang wurden im Tabak 3044 Einzelstoffe identifiziert, im Tabakrauch 4800. Rund 1200 dieser Stoffe kommen sowohl im Tabak als auch im Rauch vor. Über 90 dieser Substanzen sind mittlerweile nachgewiesenermaßen krebserregend bzw. stehen im Verdacht, Krebs zu erzeugen. Es ist damit zu rechnen, dass in den kommenden Jahren weitere Substanzen aus dem Tabakrauch als krebserzeugend klassifiziert werden.

Hinzu kommen weitere Giftstoffe wie etwa Schwermetalle, radioaktive Isotope wie beispielsweise Polonium-210, Kohlenmonoxid, Blausäure, Methylalkohol und Teerrückstände – ebenfalls Substanzen, die diverse Organschäden hervorrufen können.

Giftigen Rauch zu inhalieren ist eine Gewohnheit, die dem Lebensinstinkt des Menschen völlig widerspricht. Die menschliche Spezies, zu der Sie gehören, ist nicht dazu bestimmt, Rauch in den Lungen zu haben! Aber warum rauchen dann trotzdem so viele Menschen? Die starken psychologischen Motive, die beim Konsum der ersten Zigaretten unangenehme körperliche Abwehrreaktionen erträglich machen, haben wir bereits erläutert. Sie wissen mittlerweile auch, dass Nikotin bei den meisten Rauchern der Auslöser für eine dauerhafte Abhängigkeit ist. Denken Sie, Sie würden auch rauchen, wenn der Nikotin-„Kick" in Ihrem Gehirn fehlen würde, wie es bei Kräuterzigaretten oder Zigaretten ohne Nikotin der Fall wäre?

Das Geheimnis der richtigen Mischung

Philip Morris versuchte in den 1950er Jahren, nikotinfreie Zigaretten mit den Namen „Sano" und „King Sano" zu vermarkten – aber ohne Erfolg. Der Insider William A. Farone bringt das Problem auf den Punkt: „Keine Zigarette ohne Nikotin hatte jemals auf dem Markt Erfolg, weil Nikotin eine biochemische Wirkung hat, die stärker ist als die natürliche Abneigung, absichtlich Rauch in die Lunge einzuatmen". Die nikotinfreien Zigaretten sind wieder vom Markt verschwunden. Ohne Nikotin keine Raucher!

Ohne Nikotin keine Befriedigung beim Rauchen

Das Nikotin ist verantwortlich für Ihr Gefühl der Befriedigung beim Rauchen. Zigaretten mit zu wenig Nikotin würden Sie nicht rauchen – das Gefühl der echten Befriedigung bliebe aus. Rauchen wäre nur noch eine Frage von Geschmack und Vergnügen und hätte wenig mit den Nikotin-Rezeptoren in Ihrem Gehirn zu tun; unter diesen Umständen fänden Sie es wesentlich leichter, Ihre teure Gewohnheit zu beenden. Zigaretten mit *zu viel* Nikotin würden Sie aber ebenso wenig rauchen. Nikotin schmeckt bitter und macht den Rauch scharf. Wichtig ist also die richtige Balance zwischen Nikotin und Zusatzstoffen, damit Ihnen der Rauch „schmeckt" und Sie süchtig bleiben.

Haben Sie schon einmal Naturtabak geraucht? Reinen Tabak, direkt von der Ernte? Wenn Sie das nicht gewohnt sind, werden Sie vermutlich – auch als starker Raucher – massive Probleme haben, diese „naturbelassene" Zigarette zu genießen. Sie werden sich sehr wahrscheinlich fragen: „Warum kratzt der reine Tabak so im Hals?", „Warum schmeckt der reine Tabak so unangenehm und bitter?", „Warum ist der Zigarettenrauch so kühl?", „Warum brennt die Zigarette anders ab?", „Warum kann ich den reinen Tabak nicht wie den Zigarettenrauch tief in die Lunge inhalieren?"

Ihre eigenen Zigaretten schmecken irgendwie wirklich gut, der Filter fängt scheinbar Dreck ab, es kratzt nicht besonders, und weniger Nikotin haben viele Zigaretten auch noch. Und warum? Die „modernen" Zigaretten sind hochtechnologische Nikotinverabreichungsprodukte. Ja, Sie rauchen ein Hightech-Produkt.

Die heute in den USA und in Europa erhältlichen Zigaretten enthalten eine Reihe von Zusatzstoffen. Diese können bis zu 25 Prozent des Gesamtgewichts ausmachen. Die meisten Zugaben erfolgen in Form von Zucker, Geschmackstoffen und Feuchthaltemitteln. Zusatzstoffe sind beispielsweise: Aromen, Früchte, Gewürze, Tee, Zuckerarten, Stärke, Glycerin und Propylenglycol, Klebe-, Haft- und Verdickungsmittel wie Gelatine, Schellack, Carboxymethylcellulose, Mischungen aus Polyvinylacetat und Polyvinylalkohol, Konservierungsstoffe, Weißbrand- und Brandbeschleunigungsmittel, Farbstoffe, Bindemittel usw.

Wozu dienen diese Zusatzstoffe? Mit verschiedenen Geschmackstoffen und Chemikalien wird das von Natur aus bittere und scharfe Nikotin viel leichter inhaliert. Menthol, ein lokales Anästhetikum (Betäubungsmittel!), dient zum Beispiel dazu, dem Zigarettenqualm die Schärfe zu nehmen. Ammoniak und Ammoniak-ähnliche Substanzen mildern die Strenge des Nikotins und helfen Ihnen, dabei ordentlich inhalieren zu können. Um die geschmackliche Attraktivität für den Raucher zu erhöhen, kommen auch komplexe Zusatzstoffe wie Kakao, Lakritze oder Pfefferminzöl zum Einsatz. Auch Filter und Papier werden mit Aromen versetzt. Mit chemischen Brandbeschleunigern (z. B. Potassium und Sodiumcitrat) lässt sich das Papier präparieren, damit es schneller brennt. Ein schnell brennender Tabak erzeugt kleinere Rauchpartikel und erleichtert den schnellen, wiederholten Konsum des Produkts, wodurch sich die Nikotinaufnahme für den Raucher erhöht. Magnesiumoxid wird verwendet, um den Rauch optisch zu verändern. Der Rauch wird dadurch heller und wirkt „sauber".

Geschmackstoffe und Chemikalien dienen dazu, dass das bittere und scharfe Nikotin leichter inhaliert werden kann.

Durch andere Stoffe wird die chemische Form oder Struktur des Nikotins verändert und damit die Wirkung verbessert. Harnstoff, der bei der Verbrennung zu Ammoniak umgewandelt wird, macht beispielsweise den pH-Wert des Tabaks basischer. Nikotin wird so aus seinen Salzen gelöst, und dadurch wird die Bioverfügbarkeit deutlich erhöht. Dieses sogenannte freie Nikotin verbessert durch seine schnelle Wirkung Ihren Nikotin-Kick – die Folge ist ein höheres Suchtpotenzial.

Das freie Nikotin verbessert durch seine schnelle Wirkung Ihren Nikotin-Kick – die Folge ist ein höheres Suchtpotenzial.

Verbindungen wie Pyridin und synthetisierte Stoffe, die man „Reaktionsaromen" nennt, weil sie aus der Reaktion von Zuckern und Proteinen oder Aminosäuren entstehen, wirken sich auf das Zentralnervensystem aus. Durch den Verbrennungsprozess des künstlich zugesetzten Zuckers entsteht Acetaldehyd, das in einer bestimmten Dosierung mit Nikotin suchtverstärkend ist.

Bereits vor der Zigarettenverarbeitung wird die getrocknete Tabakmischung mit chemischen Zusätzen befeuchtet. Nach dem Schneiden der Mischung werden Aromastoffe und andere Zutaten zugesetzt. Nach einer Reihe von chemischen Behandlungen geht diese fertige „Füllung" zur Zigarettenmaschine. Bei Philip Morris konnten zur Zeit von William A. Farone um 1980 Zigarettenmaschinen 8000 bis 16000 Zigaretten pro Minute fertigen.

Und es sollte Sie nicht beruhigen, dass in dieser Liste auch Zusatzstoffe stehen, die in Lebensmitteln vorkommen. Diese „allgemein als sicher anerkannten" Zusätze werden bei Verwendung in Nahrungsmitteln und Kosmetika in menschlichen Organen, wie dem Magen und der Leber, biologisch umgewandelt oder entgiftet und ohne direkten toxischen Schaden wieder ausgeschieden. Zusätze in Zigaretten dagegen werden dem Körper nicht über die normalen Organe zugeführt: Da die Zusätze verbrannt werden, entstehen neue giftige Verbindungen, die direkt in lebenswichtige Organe wie Herz, Lunge und Gehirn gelangen!

Zusatzstoffe in Lebensmitteln verarbeitet der Körper anders als Zusatzstoffe, die über das Rauchen aufgenommen werden.

Jetzt wissen Sie, warum Ihnen Ihre Zigaretten so gut „schmecken". Dabei geht es beim Rauchen nicht um den Geschmack, sondern in erster Linie um das Nikotin. Weder in der Luftröhre noch in der Lunge befinden sich Geschmacksknospen. Wozu also inhalieren, wenn es um den hervorragenden Geschmack geht? Schmeckt Rauch im Mund tatsächlich so gut? Probieren Sie es aus: Paffen Sie Ihre nächste Zigaretten nur und achten Sie bewusst auf den Geschmack in Ihrem Mund.

Ein weiteres Experiment: Machen Sie eine längere Rauchpause und rauchen Sie dann kurz hintereinander zwei Zigaretten. Die Zigarette nach der Rauchpause „schmeckt" üblicherweise besonders „gut", wie zum Beispiel die erste in der Früh, die erste nach dem Kino, die erste nach … Seltsamerweise schmeckt eine zweite nur wenige Minuten später nicht mehr ganz so gut. Das mag wohl daran liegen, dass der Geschmack oft mit der Wirkung verwechselt wird – und die gute Wirkung liegt am vorher gesunkenen Nikotinspiegel. Statt zu sagen „Die Zigarette schmeckt gut", müssten Sie korrekterweise sagen „Die Zigarette wirkt gut."

Junk-Tabak

Neben all diesen Zusatzstoffen enthalten die heute angebotenen Zigaretten meist auch rekonstituierten und expandierten Tabak, sogenannten Junk-Tabak. Das bedeutet, die eigentliche Menge an reinem Tabak in der Zigarettenfüllung wird immer weniger. So enthielt eine Zigarette in den 1940er Jahren bis zu 40 Prozent mehr reinen Tabak als eine Zigarette in den 1980er Jahren. Die Zigaretten von heute bestehen nur noch aus 45 bis 55 Prozent Rohtabak. Der Rest sind diverse Zusatzstoffe, wie Sie sie eben kennengelernt haben, und Junk-Tabak.

Zigaretten bestehen nur aus 45 bis 55 Prozent Rohtabak, der Rest sind Zusatzstoffe und Junk-Tabak.

Dieser rekonstituierte Tabak wird unter ausgiebiger Verwendung chemischer Zusätze aus folgenden Bestandteilen hergestellt: Abfälle (das sind feine Tabakkrümel, die beim Herstellungsprozess anfallen), Retourware (überalterte Zigaretten aus dem Einzelhandel), Spreu (das sind kleine Fragmente, die vor der Stängelfabrikation aussortiert werden), einzelne Tabakpflanzen, Blattgut und Rippen. Einer der wichtigsten chemischen Zusätze ist Diammoniumphospat. Es bildet den „Klebstoff" der Folien, aber es dient auch als wesentliche Ammoniakquelle.

Der Einsatz von rekonstituiertem Tabak dient unter anderem dazu, dass das freie Nikotin ausgeschüttet wird. Letztlich beeinflusst das den pH-Wert des Rauchs, sodass mehr Nikotin in seiner freien, basischeren Form bleibt. Freies Nikotin wird in der Mundhöhle und in den Atemwegen schneller resorbiert als das in Partikeln gebundene Nikotinsalz. Der Nikotin-Kick erfolgt rascher, die Suchtwirkung erhöht sich. Das heißt, der freie Anteil an Nikotin spielt eine entscheidende Rolle für den Erfolg von Zigaretten. Jeffrey S. Wigand, ehemaliger wissenschaftlicher Direktor der Forschungsabteilung einer amerikanischen Zigarettenfirma, fügte in seiner Zeugenaussage hinzu: „Man wusste, dass Nikotin in seiner freien Form nicht von der Messmethode der Federal Trade Commission (FTC) [Anmerkung des Autors: oder der International Standards Organization (ISO)] erfasst wurde. Wir waren außerdem überzeugt, dass Nikotin in seiner freien Form größere Wirkung hatte und schneller vom Raucher aufgenommen wurde."

Expandierter Tabak wird chemisch behandelt, etwa mit Kohlendioxid oder Trichlorfluormethan, und bekommt dadurch eine vergrößerte Blattzellstruktur. Dadurch wird die Tabakfüllung in der Zigarette voluminöser gemacht.

Leider nimmt durch all diese Zusatzstoffe die Anzahl toxischer Substanzen zu. Ihre Akzeptanz, giftigen Rauch zu inhalieren steigt, und Sie können mehr Nikotin aufnehmen, während gleichzeitig Ihr Gefühl schwindet, etwas Gefährliches zu tun.

Apropos „Junk" – machen wir an dieser Stelle ein kurzes Gedankenexperiment: Was essen Sie für Ihr Leben gern? Junk-Food? Schokolade,

Hamburger, Pizza, Eiscreme oder lieber frische Erdbeeren, Ananas, Omelette? Was auch immer es ist – stellen Sie sich vor, bis zu Ihrem Lebensende kostenlos dreimal am Tag Ihre Lieblingsspeise essen zu dürfen. Oder probieren Sie es aus. Spätestens nach ein paar Tagen ist Ihr Lieblingsessen nicht mehr Ihr Lieblingsessen – Sie haben genug davon. Zumindest für eine Zeitlang.

Warum haben Sie von Ihren Zigaretten nie genug? Weil Rauchen eine Sucht ist, und *solange* Sie rauchen, werden Sie *nie* genug haben. Jede einzelne Zigarette sorgt nämlich dafür, dass Sie die nächste rauchen wollen. Sie rauchen nicht, weil Sie so gerne rauchen, sondern weil es Ihnen (noch) unangenehm ist, nicht zu rauchen.

Löcher in der Zigarette

Apropos Nikotinaufnahme: Haben Ihre Zigaretten Löcher? Die meisten Zigaretten sind, in einigem Abstand vom Filterende, mit einer oder zwei kreisförmig um den Filter angeordneten Reihen von Löchern perforiert. Sie werden als Ventilationslöcher bezeichnet. Wenn an der Zigarette gezogen wird, ermöglichen sie eine Luftzufuhr, um den Zigarettenrauch zu verdünnen.

Ventilationslöcher in der Zigarette führen dazu, dass Sie noch mehr freies Nikotin aufnehmen.

Was bringen diese Ventilationslöcher? Filterventilation ist eine weitere Möglichkeit, den pH-Wert des Hauptstromrauches zu erhöhen und dadurch mehr freies Nikotin verfügbar zu machen – das belegt ein internes Dokument der Austria Tabak.

Einer der bekanntesten Nikotinexperten, Jack E. Henningfield, sagt dazu: „Interessant ist die Tatsache, dass durch die Rauchverdünnung mit Frischluft die Nikotin- und Teerkonzentration reduziert wird, die letztlich von der Rauchmaschine gemessen wird, aber diese Luftverdünnung kann wiederum das freie Nikotin im Rauch durch einen sogenannten ‚off-gassing'-Prozess erhöhen." Das bedeutet, in Ihren Zigaretten ist mehr Nikotin und Teer enthalten als auf der Packung angegeben.

Was nicht auf Ihrer Zigarettenpackung steht

Auf der schmalen Seite Ihrer Zigarettenpackung finden Sie die Nikotin-, Teer- und Kohlenmonoxidangaben. Diese beruhen auf standardisierten Maschinenrauchtests. Bei solchen Tests werden viele Zigaretten in eine Maschine gesteckt, die in gleichmäßigen Intervallen gleichförmig an ihnen zieht. Der Hauptstrom des Rauchs wird in einem Filter gesammelt, der 99 Prozent der Partikel über 0,1 Mikrometer Größe heraussiebt. Das gasförmige Nikotin und die ganz kleinen Partikel, wie freies Nikotin, werden am Filter nicht aufgefangen! Es ist aber nur der Filter, der auf Wasser und Nikotin hin untersucht wird. Das Nikotin und das Wasser werden dann entfernt, um einen „Teer"-Wert zu ermitteln.

Raucher nehmen viel mehr an Nikotin und Teer auf, als auf der Verpackung angegeben ist.

Die Maschinen können also bestimmte Parameter gar nicht messen und nehmen weder Rücksicht auf individuelle Rauchgewohnheiten noch auf die Wirkung im menschlichen Körper. Menschen ziehen nicht gleichmäßig stark an Zigaretten, und der Mensch inhaliert mit jedem Zug auch Gas und die kleinsten Rauchpartikel. Aus diesem Grund nehmen Raucher im Vergleich zu offiziellen Maschinentests ein Vielfaches an Nikotin- und Teermengen auf.

William A. Farone entwickelte während seiner Zeit bei Philip Morris ein eigenes Zigaretten-Modellierungsprogramm mit ungefähr 57 verschiedenen Zigaretten-Konstruktionsmerkmalen. Produktentwickler konnten verschiedene Parameter in das Programm eingeben, wie z. B. die Art des Filters, den Durchmesser, die Art des verwendeten Tabaks usw., und den daraus resultierenden Teer- und Nikotingehalt bestimmen. Eine moderne Zigarette ist also ein außerordentlich komplexes

Produkt. Dutzende von physikalischen und chemischen Parametern haben Einfluss auf Geschmack, Volumen, Eigenschaften und Inhalt des Rauchs, den ein Raucher inhaliert. Zu diesen Faktoren zählen Tabaksorte, Wetter, Dünger, Trocknungsmethode ebenso wie die Füllung, der Filter, das Papier und die Ventilation.

Die Kunst besteht darin, die vielen verschiedenen Komponenten und Variablen so auszubalancieren, dass Sie eine rauchbare Zigarette erhalten: genug Nikotin ohne strengen Geschmack. Zu viel Nikotin würde Sie abstoßen, weil es einen bitteren Geschmack hat und Ihre Atemwege reizt. Zu wenig Nikotin würde Ihr Suchtpotenzial vermindern. Ohne Nikotin-Kick ist nichts mehr reizvoll daran, absichtlich giftigen Rauch in Ihre Lunge zu atmen.

Sehnsucht statt Willenskraft
Erinnern Sie sich an Ihr natürliches Bedürfnis, *nicht* zu rauchen und daran, wie gut Sie sich fühlen werden. Wecken Sie Ihre Sehnsucht, wieder Nichtraucher zu sein. Diese Sehnsucht hilft Ihnen mehr als jede Willenskraft und Selbstdisziplin, damit aufzuhören, regelmäßig Gift zu inhalieren.

Es geht ums kleinste Detail

Klein, aber oho! Auch und gerade über die kleinsten Rauchpartikel sollten Sie genau Bescheid wissen. Denn alle Merkmale einer Zigarette haben Einfluss auf die Menge und Art giftiger chemischer Stoffe, die Sie als Raucher inhalieren bzw. die in die Umgebungsluft entweichen. Nur fünf Prozent des Zigarettenrauchs können Sie sehen. Die restlichen 95 Prozent bestehen aus ebenfalls giftigen, krebserzeugenden und erbgutschädigenden Teilchen und Gasen.

Nur fünf Prozent des Zigarettenrauchs kann man sehen, aber auch die restlichen 95 Prozent bestehen aus hochgiftigen Bestandteilen.

Damit Sie verstehen, warum wir so pingelig sind und auch auf den kleinsten Partikeln im Rauch herumreiten, machen wir einen kurzen Ausflug in unseren Körper.

Wir atmen in etwa 18-mal pro Minute, 1080-mal in der Stunde und 25920-mal am Tag. Wir können bis zu 40 Tage ohne Nahrung auskommen. Wir können zwei bis fünf Tage ohne Flüssigkeit leben. Aber wir können nur wenige Minuten ohne Atem überleben. Eine unerlässliche Bedingung für das Leben ist, dass jede unserer Zellen mit Hilfe der Atmung die entsprechende Menge Sauerstoff erhält. Diese Aufgabe erfüllen unsere Lunge, die Sauerstoff einatmet, und das Blut, das den Sauerstoff zu jeder Zelle unseres Körpers bringt.

Unsere Lunge ist aufgebaut wie ein Baum mit einem Stamm (der Luftröhre), zwei großen Hauptästen (den Hauptbronchien), vielen kleinen Ästen und Zweigen (Bronchien und Bronchiolen) und am äußersten Ende der kleinsten Zweige vielen Blättern, den sogenannten Lungenbläschen oder Alveolen. Mit jedem Atemzug gelangen Millionen von Sauerstoffmolekülen durch die verzweigten Atemwege bis zu den Alveolen, die von Blut umspült werden. Zwischen den Bläschen und dem Blut erfolgt ein Austausch: Die Bläschen tauschen Sauerstoff gegen Abfallprodukte aus dem Blut (zum Beispiel Kohlendioxid). Der Sauerstoff wandert mit den roten Blutkörperchen in alle Regionen des Körpers, die gasförmigen Abfallprodukte werden ausgeatmet.

Das Schutzsystem unseres Atmungsorgans versucht, die in der Luft vorhandenen schädlichen Stoffe auszufiltern.

Weder Lunge noch Herz wollen unsere Zellen mit Gift versorgen. Das Schutzsystem unseres Atmungsorgans versucht daher, die in der Luft vorhandenen schädlichen Stoffe auszufiltern. Schon im oberen Teil der Luftwege sind Zellen zu finden, die eine solche Reinigungsaufgabe erfüllen. Dabei versuchen sie mit Hilfe ihrer Flimmerhärchen Staubkörnchen und

Ruß regelrecht hinauszukehren. Ist die Lunge jedoch permanent chemischen Stoffen ausgesetzt, wird dieser Selbstreinigungsmechanismus außer Kraft gesetzt. Dazu gehört auch der Tabakrauch, der mit seinen mehreren tausend Schadstoffen die Zellen an der Oberfläche schonungslos angreift.

Über die Lunge werden die giftigen Gase, flüchtigen Substanzen und auch manche kleine Partikel besonders schnell und effektiv aufgenommen. Denn die Lunge bietet eine sehr große Aufnahmefläche: Ausgebreitet würde sie mit rund 140 Quadratmetern die Fläche eines Tennisplatzes abdecken. Zusätzlich begünstigen die dünne Wand der Lungenbläschen und der schnelle Blutfluss in der Lunge die Aufnahme von Substanzen.

Das körpereigene Abwehrsystem ist auf größere Partikel eingestellt. Für die kleinsten Partikel jedoch ist der Weg frei bis in die tiefen Lungenbläschen. Alle Rauchpartikel, die nicht ausgeatmet werden, werden vom Körper resorbiert. Die Teilchengröße beeinflusst jedoch, ob, wo und wie schnell die Partikel resorbiert werden. Die Partikel im Zigarrenrauch sind zum Beispiel viel größer als die Partikel im Zigarettenrauch. Für die Zigarren- und Pfeifenraucher interessant: Partikel von über drei Zehntel eines Mikrometers werden mit größerer Wahrscheinlichkeit in Mund und Rachen resorbiert. Bevor Sie aber denken, Zigarrenrauchen ist deshalb weniger schädlich: Das Risiko, an Mund- und Rachenkrebs zu erkranken, ist beim Zigarrenraucher viermal höher als bei einem Nichtraucher. Das Risiko von Kehlkopf- und Lungenkrebs ist fünf- bis zehnmal höher.

Das körpereigene Abwehrsystem ist auf größere Partikel eingestellt, für die kleinsten Partikel im Rauch ist der Weg frei.

Aber zurück zur Zigarette: Die kleinsten Zigarettenrauchpartikel können direkt in den tiefsten Bereich der Lunge gelangen und die Barriere zwischen Lunge und Blutkreislauf überwinden. Über das Blut werden sie zu allen Organen transportiert, beispielsweise ins Herz. Die häufigsten Erkrankungen, die als Folge des Rauchens auftreten, sind Herz-Kreislauf-Erkrankungen, Krebs (vor allem Lungenkrebs), chronische Bronchitis und obstruktive Atemwegserkrankungen. Diese Erkrankungen haben im letzten Jahrhundert, als Folge des Rauchens, massiv zugenommen.

Warum durch Rauchen verursachte Krankheiten so zugenommen haben? Das hat mit dem Herstellungsverfahren von Zigaretten zu tun. William A. Farone sagte aus: „Seit dem Aufkommen von Hochgeschwindigkeitsmaschinen in der Zigarettenproduktion inhalieren Raucher daher durch den fein geschnittenen Tabak tiefer in die Lunge und nehmen mehr schädliche Rauchbestandteile auf." Damit chemische Stoffe Lungenkrebs verursachen können, müssen sie offensichtlich erst einmal in die Lunge gelangen. Seit der maschinellen Zigarettenherstellung sind die Rauchpartikel kleiner – sie schaffen den Weg in die Lunge.

Der massive Anstieg der Lungenkrebsrate hat auch mit dem Herstellungsverfahren der Zigaretten selbst zu tun.

Es wird allgemein akzeptiert, dass der Zusammenhang zwischen Lungenkrebs und Rauchen mit neuen Techniken der Zigarettenherstellung zu tun hatte, die in der Zeit zwischen 1910 und 1920 Einzug hielten. Zwischen 1900 und 1910, in der Zeit vor dem ersten Weltkrieg, wurden Maschinen in der Zigarettenproduktion vorherrschend. Man fing an, Zusätze zu benutzen, und der Tabak wurde in dünne Streifen geschnitten, die sich besser ineinander verzahnten, sodass der Tabak nicht aus der Hülse fiel. Anfangs unwissentlich wurden Zigaretten auf diese Weise inhalierbarer gemacht, da der Rauch süßer und nicht mehr so bitter und die Partikel kleiner wurden. Bis zum Ersten Weltkrieg hatten maschinell produzierte, leicht inhalierbare Zigaretten den Markt übernommen. Ende der 1920er, Anfang der 1930er Jahre stiegen die

Lungenkrebsraten schlagartig an, und bis Ende der 1930er Jahre war es offenkundig geworden, dass dies in Beziehung zu der starken Zunahme des Rauchens und zu den Produkten selbst stand.

Der extra schnelle Nikotin-Kick
Durch die hochtechnologische Herstellung der Zigaretten und den Einsatz von Zusatzstoffen, Junk-Tabak, Ventilationslöchern und Ähnlichem sind die Partikel im Zigarettenrauch sehr klein und hochkonzentriert. Diese kleinsten Partikel sind für Ihre Lunge besonders gefährlich, weil sie bis in die tiefsten Bereiche eindringen können. Dadurch sorgen sie aber für einen besonders schnellen Nikotin-Kick.

Light-Zigaretten – leicht und gesund?

Sie wissen nun, dass viele Zigaretten deutlich mehr Teer und Nikotin abgeben, als auf den Packungen steht, und die angegebenen Werte keine Rücksicht auf individuelle Rauchgewohnheiten nehmen. Sie wissen außerdem, was es mit den kleinsten Partikeln im Rauch auf sich hat. Und was ist mit den „Light"-, „Super Light"- und „Ultra Light"-Zigaretten? Das klingt doch irgendwie gesünder, oder?

Jeder Raucher braucht seine individuelle Menge an Nikotin, daran ändert auch der Umstieg auf „Leichtzigaretten" nichts.

Tatsache ist, dass jeder Raucher seine ganz individuelle Menge an Nikotin braucht und daher weniger Nikotin einfach unbewusst durch sein Rauchverhalten kompensiert. Sprich, Zigaretten, die so konstruiert sind, dass sie weniger Nikotin ausschütten oder weniger Nikotin enthalten, führen automatisch zu veränderten Rauchgewohnheiten, um weiterhin die notwendige Nikotinmenge zu bekommen. Raucher von „Leichtzigaretten" unterliegen also einem großen Irrtum, wenn sie glauben, dadurch weniger Nikotin aufzunehmen. Sie wissen nichts von ihrer unbewussten Kompensation.

Den Begriff „Kompensation“ erklärte William A. Farone vor Gericht in verständlichen Worten: „Wenn wir mit dem Rauchen anfangen, bauen wir eine Toleranz für Nikotin auf. Das Niveau schwankt von Raucher zu Raucher: Einige Leute vertragen mehr, andere weniger. Nach dieser Toleranz bemisst sich letztlich die Nikotinmenge, die ein Raucher braucht. Und diese Menge wird auch sozusagen zum Erfordernis, um die Nikotinabhängigkeit aufrechtzuerhalten.“

Raucher modulieren ihr Rauchverhalten in verschiedener Weise, um die erforderliche Menge Nikotin zu erhalten, und diese Kompensation vollzieht sich weitgehend unbewusst. Dazu gehört: mehr Zigaretten pro Tag zu rauchen, Zugkompensation (Erhöhung der Zugstärke, die manchmal als Zugvolumen bezeichnet wird), vermehrtes Ziehen an einer einzelnen Zigarette sowie die Abdeckung der Ventilationslöcher. Das sind Beispiele für Kompensationstechniken, durch die sich Raucher die benötigte Nikotinmenge verschaffen. Beim Wechsel von „vollaromatischen“ zu „Leichtzigaretten“ besteht die wichtigste Kompensationsmethode schlicht darin, etwas stärker an der Zigarette zu ziehen. Zieht man an solchen „Leichtzigaretten“ länger oder nimmt tiefere Züge, schaltet man ihren Filter, wenn er ventiliert ist, praktisch aus.

Die unbewusste Kompensation ist nicht alles – höhere Schäden kommen dazu. Philip Morris benutzt seit mehr als 25 Jahren laufend den Ames-Test. Das ist ein Testverfahren, das routinemäßig vor allem in der chemischen und pharmazeutischen Industrie angewandt wird, um synthetisierte Verbindungen auf ihre Mutagenität (zell- und erbgutschädigende Wirkung) zu untersuchen. Damit wird es möglich, die genetischen Auswirkungen von Zigarettenrauch in verschiedenen Formen wie Gesamtrauchkondensat, Gesamtheit der Partikel oder Teer zu tes-

Teerarme Leichtzigaretten bewirken eine höhere Erbgutschädigung als vergleichbare Normalzigaretten.

ten. Praktisch jeder von Philip Morris durchgeführte Ames-Test lieferte Daten, die belegen, dass das Rauchkondensat des Hauptstroms von teerarmen Light-Zigaretten eine höhere spezifische Mutagenität hatte als das Rauchkondensat des Hauptstroms einer ansonsten vergleichbaren Normalzigarettenkonstruktion.

Warum? Erinnern Sie sich an die Ventilationslöcher, die Löcher rund um den Filter zur Verdünnung des Rauchs. Sie sorgen für eine Belüftung, die wiederum die Zusammensetzung des Rauchs verändert, indem sie Sauerstoff zuführt. Der Rauchstrom wird verlangsamt, wodurch mehr Zeit für weitere chemische Veränderungen bleibt. Die von Philip Morris durchgeführten Tests belegen, dass eine stärkere Ventilation zu einer höheren Erbgutschädigung führt. Genauer gesagt: Ein höheres Ventilationsniveau – von 30 bis 40 Prozent – steigert nach Mutagenitätsstudien mithilfe des Ames-Tests tatsächlich die Toxizität des Rauchs. Erst eine extrem starke Ventilation – 70 bis 90 Prozent – würde die Giftigkeit vermindern, weil der Rauch auf diese Weise stark mit Luft verdünnt wird. „Marlboro Lights“ (heute: „Marlboro Gold“) haben beispielsweise zwei Reihen von Belüftungslöchern, was eine Verdünnung von 30 bis 40 Prozent bewirkt. Sie besitzen damit, auf Basis des Milligrammgehalts an Teer, eine höhere erbgutverändernde Wirkung.

Sie fragen sich gerade, ob irgendein Tabakunternehmen den Rauchern bzw. der Öffentlichkeit die Ergebnisse ihrer Studien, wonach „Leichtzigaretten“ erbgutverändernder sind als ihre „vollaromatischen“ Pendants, bekannt gemacht hat? Nein. Ob sich die Konstruktion von „Leichtzigaretten“ verändert hat? Nein. Die Hersteller sind nur mittlerweile dazu übergegangen den ehemaligen „Light“-Zigaretten andere Namen zu geben und die „Leichtigkeit“ durch Farbe und Design kenntlich zu machen.

Wenn Sie bisher geglaubt haben, dass die modernen Zigaretten durch ihre Konstruktion, den Filter, den verringerten Nikotin- oder Teergehalt oder Ähnliches die Schäden des Rauchens verringern, dann wissen Sie jetzt Bescheid. Leider glauben viele Raucher immer noch, durch den Umstieg auf Zigaretten mit niedrigem Nikotin- und Teergehalt ihr Gesundheitsrisiko minimieren zu können. Ein Kompromiss, denken sie, um nicht die Gewohnheit zu rauchen gänzlich aufgeben zu müssen. Bitte vergessen Sie nicht: Sie rauchen nicht aus Gewohnheit, sondern weil Sie Ihre Sucht aufrechterhalten müssen. Sie brauchen Ihre Dosis Nikotin. Und die holen Sie sich auch mit leichteren Zigaretten, indem Sie einfach mehr rauchen, stärker ziehen, tiefer inhalieren, bis zum Filter rauchen oder mit den Fingern die Löcher abdecken. Nicht nur, dass Sie damit wahrscheinlich auf dieselbe Menge Nikotin kommen, ungesünder und schädlicher ist es auch noch. Es gibt sie nicht, die harmlose Zigarette.

Rauchen schadet Ihrer Gesundheit. Es gibt Sie nicht, die harmlose Zigarette.

Zu Risiken und Nebenwirkungen lesen Sie ...

In den Schadenersatzprozessen gegen Zigarettenhersteller sprechen die Gerichte von „Eigenverantwortung“ und vom „Handeln auf eigene Gefahr“ und sprechen die Hersteller frei. Aber wie hätten Sie wirklich eigenverantwortlich entscheiden und handeln können, wenn Sie viele Informationen nicht hatten – bis jetzt?! Jetzt kennen Sie die wichtigsten Fakten und können selbst entscheiden, wie Sie damit umgehen wollen.

Wir müssen Sie allerdings warnen: Fast jeder Raucher unterliegt einem vollautomatisierten Verdrängungsprozess, wenn es um die Folgen des Rauchens geht. Bevor Sie sich also bewusst entscheiden können, ob Sie weiterrauchen wollen oder nicht, brauchen Sie noch das entsprechende Wissen über Risiken und Nebenwirkungen. Dazu gehört das Bewusstsein

- über die gesundheitlichen Folgen des Rauchens,
- über die Gefahr, die das Rauchen für *Ihre* Gesundheit bedeutet, und
- wie Sie als Raucher Ihre Mitmenschen gefährden.

An diesem Punkt werden Sie sich vielleicht denken „Bitte nicht schon wieder!“ Die Diskussion über gesundheitliche Schäden, die das Rauchen verursacht, ist doch wirklich in aller Munde. Aber Zigaretten sind es bei einem Drittel der Bevölkerung auch noch! Warum?

Die unterschätzte Gefahr

Menschen, die rauchen, treffen diese „Entscheidung“ nicht auf Basis von Logik, Vernunft und Risikoanalyse. Sie werden dabei in viel stärkerem Ausmaß von Bildern, Vorstellungen, positiven Affekten und Gefühlen geleitet. Interne Studien der Tabakindustrie bestätigen dieses Wissen. Paul Slovic, ein Experte für menschliche Risikowahrnehmung, hat sich eingehend mit diesen Studien beschäftigt und folgert: „Die (Tabak-)Unternehmen haben dieses Wissen für die Bewerbung und Vermarktung ihrer Zigaretten genutzt. Folglich verbinden Konsumenten und potenzielle Konsumenten positive Gefühle mit dem Rauchen und können das damit zusammenhängende Risiko nur in geringem Maß wahrnehmen. Aufgrund dieser Gefühle und Wahrnehmungen ist die Wahrscheinlichkeit, dass Nichtraucher zu rauchen anfangen und Raucher nicht damit aufhören, größer.“

Rauchen wird (unbewusst) an positive Gefühle gekoppelt und das Risiko verdrängt. Gefühle sind stärker als der Verstand.

Werbung verändert und verzerrt unsere Wahrnehmung. In wie starkem Maß unser Unterbewusstsein davon beeinflusst werden kann, wird von vielen Seiten noch immer unterschätzt. Werbebotschaften, die unsere innersten Sehnsüchte und Wünsche widerspiegeln, wecken das Bedürfnis nach Zigaretten. Rauchen wird (unbewusst) an positive Gefühle gekoppelt. Die Warnungen über Risiken und negative Konsequenzen werden verdrängt oder als Preis für den Genuss in Kauf genommen, weil das Gefühl uns Menschen viel direkter und stärker beeinflusst und leitet als der Verstand.

In fetten schwarzen Lettern wird seit einigen Jahren EU-weit auf jeder Zigarettenpackung vor den Gefahren des Rauchens gewarnt: „Rauchen kann tödlich sein", „Rauchen kann zu einem langsamen und schmerzhaften Tod führen", „Raucher sterben früher", „Rauchen fügt Ihnen und den Menschen in Ihrer Umgebung erheblichen Schaden zu". Offensichtlich ist es nur eine Frage der Zeit, bis eingefleischte Raucher ihre Konsequenzen ziehen und aufhören – aufhören zu lesen, was überall geschrieben steht.

Können die Warnhinweise potentielle Anfänger vom ersten Zigarettenkauf abhalten? Im Gegenteil: Warnhinweise auf den Zigarettenpackungen können von Jugendlichen sogar als Verkaufsanreiz wahrgenommen werden – das hat die Tabakindustrie in Untersuchungen herausgefunden. Denn das Spiel mit der Gefahr und mit Verboten besitzt gerade für Kinder und Jugendliche eine große Anziehungskraft. Die eigene Gesundheit steht an letzter Stelle auf der Sorgenliste Jugendlicher; sie halten sich für unverletzlich. Der Heranwachsende will existenzielle Herausforderungen erleben, durch die er seine Kräfte, Ängste, Hoffnungen, Sehnsüchte und Grenzen erfährt. Die meisten jungen Menschen bereuen es später, mit dem Rauchen begonnen zu haben. Die Nikotinsucht ist zu diesem Zeitpunkt jedoch schon da, und das Aufhören geht nicht mehr so einfach.

Obwohl Rauchen als häufigste vermeidbare Ursache für Krankheit und vorzeitigen Tod gilt, rauchen 1,4 Milliarden Menschen.

Rauchen gilt als häufigste vermeidbare Ursache für Krankheit und vorzeitigen Tod in der Welt.

Diese Tatsache ist seit Langem bekannt – trotzdem rauchen 1,4 Milliarden Menschen. Dass Sucht dabei eine sehr große Rolle spielt, steht fest. Das Verlangen nach Zigaretten ist stärker als der (vage) Glaube, dass Rauchen gefährlich ist. Das Verlangen besteht *jetzt*, mögliche Folgen kommen vielleicht später. Wider besseres Wissen weiterzurauchen ist eine zutiefst menschliche, wenn auch völlig unbewusste, Reaktion. Sie erinnern sich: Gelernt ist gelernt!

Das Verlangen nach einer Zigarette ist stärker als der Glaube, dass Rauchen für die eigene Gesundheit gefährlich ist.

Unser Körper ist auf Überleben programmiert. Die Evolution hat uns darauf vorbereitet, mit unmittelbaren Gefahren umzugehen, z. B. „Ist dieses Tier, das im Gebüsch lauert, gefährlich? Flucht oder Angriff? Ist diese Pflanze essbar? Ist dieses Wasser trinkbar?" *Jetzt* zählt, Zukunftskonsequenzen sind schwer vorstellbar. Es braucht viel Bewusstsein, die natürliche Tendenz, nur auf die Gegenwart oder sehr nahe Zukunft zu fokussieren, zu überwinden. Sich selbst das Risiko und die unerfreulichen Konsequenzen des Rauchens einzugestehen oder diese tatsächlich zu realisieren, ist schwer – vor allem, solange Sie rauchen wollen. Studien zeigen: Raucher unterschätzen die Gefahr, die das Rauchen vor allem für ihre eigene Gesundheit bedeutet, ganz erheblich. Es ist ein meilenweiter Unterschied zwischen der vagen Idee, dass das Rauchen allgemein schädlich ist, und der Gewissheit, dass Rauchen *Ihrer* Gesundheit und der Gesundheit *Ihrer* Umgebung schadet. Wirklich zu realisieren, was es bedeutet, eine dieser Krankheiten zu haben, setzt leider persönliche Betroffenheit voraus – sprich, dass es für vieles bereits zu spät ist.

Da sind wir beim nächsten Punkt, der dazu führt, das Risiko der negativen Auswirkungen zu unterschätzen: Der Schaden kommt auf leisen Sohlen. Bei der oralen Einnahme von Nikotin ist die Gefahr besonders groß. Bei hohen Dosen Nikotin kann bereits fünf Minuten nach Einnahme der plötzliche Tod durch Atem- oder Herzlähmung eintreten.

Die tödliche Dosis bei einem erwachsenen Menschen wird mit 0,5 bis 1 Milligramm pro Kilogramm Körpergewicht angegeben, damit ist Nikotin giftiger als Arsen oder Zyankali. Kleinkinder schweben aufgrund des geringeren Blutvolumens bereits nach einer verschluckten Zigarette in Lebensgefahr. In einem internen Dokument der Tabakindustrie steht zu diesem Thema: Süßigkeiten oder Konfekt, die Nikotin enthalten, bringen die Gefahr einer Überdosierung mit sich – Nikotin ist ein hochintensives Gift.

Nikotin ist ein starkes Nervengift, giftiger als Arsen oder Zyankali.

Sie essen Ihre Zigarette nicht, sondern rauchen jeweils eine einzige. Außerdem haben Sie das Gefühl, den Großteil des Rauchs ohnehin wieder auszuatmen. Leider ist das ein weit verbreiteter Irrtum: der meiste Rauch verbleibt in Ihrer Lunge. Dennoch ist das Risiko beim Rauchen *einer* Zigarette sehr klein. Es gibt keine unmittelbaren, deutlich spürbaren und offensichtlich nachteiligen Konsequenzen – nicht durch das Nikotin und nicht durch die anderen paar tausend giften Rauchinhaltsstoffe.

Wer 20 Jahre lang raucht ...

Die Gefahr steigt langsam und unsichtbar mit jeder Zigarette, mit jedem Zug. Eine Person, die 20 Jahre lang jeden Tag eine Packung Zigaretten raucht, konsumiert 146 000 Zigaretten. Das Risiko nimmt mit jeder gerauchten Zigarette zu. Multiplizieren Sie jetzt 146 000 Zigaretten mit durchschnittlich acht Zügen, so ergibt das: 1,1-millionenmal Gift inhaliert!

Bitte einmal tief durchatmen! Sind Sie bereit für ein paar Fragen? Wissen Sie, ...

- welche Krankheiten durch Rauchen verursacht werden können?
- wie sehr Rauchen die Wahrscheinlichkeit dieser Krankheiten erhöht?
- wie sehr Rauchen Ihr eigenes (!) Risiko erhöht, selbst zu erkranken?

- welche Auswirkungen und welches Leid diese Krankheiten mit sich bringen?
- wie sehr Rauchen Ihren Mitmenschen schadet?
- welche Macht eine Sucht ausübt?

Wenn Sie sich als Raucher ernsthaft mit diesen Fragen befassen, kann es durchaus passieren, dass Sie ein starkes Verlangen nach einer Zigarette spüren. Warum? Wenn Sie sich die negativen Konsequenzen des Rauchens wirklich bewusst machen, werden in Ihnen vermutlich negative Gefühle wach: Selbstvorwürfe, Ängste, Unruhe, Schuldgefühle oder Ähnliches. Das bedeutet Stress. Was tun Sie normalerweise, wenn Sie Stress haben? Sie rauchen. Ihr Verstand sagt „Ich sollte wirklich aufhören", und gleichzeitig entsteht das Verlangen „Ich brauche jetzt eine Zigarette."

Sie fühlen sich schlecht – Sie rauchen, Sie fühlen sich schuldig – Sie rauchen. Selbstvorwürfe, Schuldgefühle, Druck und Ängste sorgen also nur dafür, dass die Sucht am Leben bleibt. Schauen Sie sich Ihre Sucht an, Ihre Art, sie zu beschönigen, und Ihre Art, sich selbst zu täuschen *ohne* Selbstvorwürfe und *ohne* Schuldgefühle.

Was kann mir passieren?

Werden wir konkret: Was sind die möglichen Folgen des Rauchens, welche Krankheiten werden vom Rauchen verursacht oder maßgeblich mitverursacht? Eine kurze Übersicht:

- Die meisten Menschen denken beim Thema „Raucherkrankheit" als erstes an Lungenkrebs. Rauchen ist die Hauptursache für die kontinuierliche Zunahme an Lungenkrebsfällen in den vergangenen 50 Jahren. Mit jährlich rund 1,2 Millionen neuen Fällen weltweit ist Lungenkrebs die häufigste Krebsform. Etwa 90 Prozent davon sind, laut Epidemiologen, eindeutig auf das Rauchen zurückzuführen. Die toxischen Tabakinhaltsstoffe, die mittlerweile als krebserregend identifiziert wurden, schädigen das Erbgut der Zelle, führen zu Mutationen und legen so den Keim für die Krebsentstehung.

- Aber der Krebs beschränkt sich nicht nur auf die Lunge. Rauchen begünstigt nachweislich auch Tumore der Mundhöhle, des Kehlkopfs und der Speiseröhre sowie Magen-, Bauchspeicheldrüsen-, Leber- und Blasenkrebs.
- Was die Atemwege betrifft, hätten wir da: Raucherhusten, chronische Bronchitis, COPD (chronisch obstruktive Lungenerkrankungen), Asthma und Lungenemphysem.
- Noch mehr Raucher leiden und sterben an den Auswirkungen, die Rauchen auf das Herz-Kreislauf-System hat: In Ihrem Körper befinden sich Blutgefäße, die aneinandergehängt eine Länge von 80 000 bis 100 000 Kilometern ergeben – das entspricht zumindest dem zweifachen Erdumfang gemessen am Äquator. Jedes Mal, wenn Sie beim Rauchen inhalieren, ziehen sich alle diese Blutgefäße zusammen. Rauchen bewirkt eine akute Verengung der Blutgefäße, vor allem der Arterien des Herzens, des Gehirns und der Gliedmaßen. Die Folge: erhöhter Blutdruck und erhöhte Herztätigkeit, Schmerzen im Herzbereich, Durchblutungsstörungen, Gefäßverkalkung, Thrombosen, Raucherbein, Herzinfarkt, Schlaganfall – natürlich nicht immer in dieser Reihenfolge.
- Immer mehr Untersuchungen zeigen, dass männliche Raucher beim Sex öfter Probleme haben: Sie haben Schwierigkeiten, eine Erektion zu bekommen, und ein höheres Risiko, impotent zu werden. Das Risiko steigt, je länger geraucht wird. Von der schlechteren Durchblutung des Körpers bleibt nämlich auch der Penis nicht verschont.
- Was eindeutig weniger Menschen wissen: Raucherbedingte Schäden der Blutgefäße im Gehirn können zum Nachlassen der geistigen Fähigkeiten führen. Die Wissenschaft erkennt mittlerweile sogar einen Zusammenhang zwischen Nikotinkonsum und der zunehmenden Anzahl an Demenz-Erkrankungen (Alzheimer).

- Rauchen fördert die Entstehung der rheumatoiden Arthritis und ist stärkster Risikofaktor für Parodontitis, eine bakteriell bedingte Entzündung, die sich in einer weitgehend irreversiblen Zerstörung des Zahnhalteapparats zeigt. Die Folge: Zahnverlust.
- Rauchen ist der einzige erwiesene kontrollierbare Risikofaktor für altersabhängige Makuladegeneration oder AMD, eine Augenkrankheit, die laut Weltgesundheitsorganisation in entwickelten Ländern die wesentliche Ursache für Erblindung ist.

Rauchen ist nur einer von vielen Risikofaktoren für Krankheiten, aber einer, der leicht auszuschalten ist.

Keine Frage, für viele dieser Krankheiten gibt es mehrere Risikofaktoren, und Rauchen ist nur einer davon. Allerdings einer, der das Risiko oft um ein Mehrfaches erhöht und der letztlich leicht zu vermeiden ist.

Apropos Risikosteigerung: Viele Raucher wissen, dass sie einem höheren Risiko ausgesetzt sind, aber sie unterschätzen dieses Risiko. Ein paar Daten und Fakten dazu:

- Rauchen verursacht den frühzeitigen Tod von mehr Menschen als Autounfälle, Aids, Mord, Alkohol, illegale Drogen und andere Krankheiten zusammengenommen.
- Rauchen ist neben mangelnder Bewegung und ungesunder Ernährung einer der wichtigsten Risikofaktoren für chronische Krankheiten wie Krebs, Herz-Kreislauf-Erkrankungen, chronische Atemwegserkrankungen und Typ-II-Diabetes.
- Mehr als die Hälfte aller regelmäßigen Raucher stirbt vorzeitig an den Folgen ihres Tabakkonsums. Die Hälfte dieser tabakbedingten Todesfälle ereignet sich bereits im mittleren Lebensalter zwischen 35 und 69 Jahren.
- Rauchen verursacht 25 bis 30 Prozent aller Krebserkrankungen.
- Etwa 90 bis 95 Prozent der an Lungenkrebs erkrankten Erwachsenen sind Raucher.

- Herzinfarkte vor dem 40. Lebensjahr betreffen fast nur Raucher. Ein Erstinfarkt tritt bei Rauchern im Schnitt zehn Jahre früher auf als bei Nichtrauchern.
- Von jährlich 10 000 Amputationen in Deutschland waren über 90 Prozent Raucher betroffen.
- Bei mehr als 70 Prozent der Asthmapatienten ist ein Zusammenhang zwischen Rauchen und Asthma nachweisbar. Kinder von rauchenden Eltern haben ein stark erhöhtes Asthmarisiko.
- Raucher verlieren ab dem Alter von 60 Jahren viermal häufiger funktionsfähige Gehirnzellen als Nichtraucher.
- Bei 20 Zigaretten täglich steigt das Risiko, in späterer Folge blind zu werden, um das Dreifache.

Zusammengefasst: Der im Jahr 2004 von der obersten Gesundheitsbehörde in den USA herausgegebene Bericht „The Health Consequences of Smoking“ bestätigt, dass Rauchen jedes Organ schädigen kann, viele Krankheiten begünstigt und insgesamt die Gesundheit beeinträchtigt. Erkrankungen von Rauchern sind oft viel schwerwiegender und dauern länger als bei Nichtrauchern.

Die Zigarette ist nicht die Lösung, sondern eine Ursache für Stress.

An dieser Stelle zur Erinnerung: Sollten Sie trotz dieser Tatsachen gerade jetzt Lust auf eine Zigarette haben, sind Sie nicht ignorant oder lebensmüde. Sie tappen nur in die Falle Ihres ganz normalen Rauchprogramms: Stress = Rauchen. Sobald Ihnen bewusst wird, dass Sie aufhören sollten, erleben Sie Stress. Ihre unbewusste Reaktion auf Stress ist (immer noch) das Bedürfnis zu rauchen. Wenn Ihnen wirklich klar wird, dass Sie damit Ihr Leben in Gefahr bringen, entsteht besonders großer Stress und damit ein massives Bedürfnis zu rauchen. Sie rauchen – womit Sie wiederum Ihr Leben in Gefahr bringen. Erkennen Sie den absurden Kreislauf?

Die Zigarette ist keine Lösung, sondern eine Ursache für Stress. Um aussteigen zu können, müssen Sie mental trainieren: sich immer und immer wieder vor Augen halten, dass Rauchen keinen Stress löst bzw. nur den Stress löst, der durch das Rauchen selbst entsteht. Wie das geht, lesen Sie im Kapitel „Zurück in die Freiheit“.

Ich doch nicht!

Glauben, dass Rauchen eine Gefahr für die Gesundheit von irgendwelchen Menschen ist, ist eine Sache. Glauben oder gar wissen, dass Rauchen eine Gefahr für die eigene Gesundheit ist und das eigene Risiko erhöht, ist eine andere Sache. Letzteres ist aber ganz wesentlich für die persönliche Entscheidung „Rauchen oder nicht rauchen?“

„Mir passiert schon nichts“. Diese optimistische Voreingenommenheit ist ein beständiges Phänomen unter Rauchern, sowohl bei Erwachsenen als auch bei Jugendlichen. Menschen behaupten immer wieder, dass ihr persönliches Risiko geringer sei als bei anderen Menschen. Diese Menschen verdrängen, dass jeder zweite Raucher erkrankt. Es passiert eben nicht nur den anderen.

Viele Raucher verdrängen die Gefahr für ihre eigene Gesundheit solange, bis Schäden bemerkbar sind.

Viele dieser „Optimisten“ glauben, dass Zeichen der Anfälligkeit oder Neigung zur Krankheit früh sichtbar sind: „Ich bin doch gesund, mir fehlt nichts, ich spüre keine Schäden, also kann ich ruhig weiterrauchen.“ Das ist ein verhängnisvoller Denkfehler. Wenn Ihnen jemand mitteilt, dass Sie an den Folgen des Rauchens erkrankt sind – also Schäden deutlich sind –, ist es oft schon zu spät!

Andere Studien haben eine Vielfalt von zusätzlichen Mechanismen oder Rationalisierungen offenbart, die von Rauchern genutzt werden, um ihr Risiko herunterzuspielen. Raucher sehen zwischen sich und dem „typischen“ Durchschnittsraucher viele Unterschiede, und zwar fast ausschließlich zu ihrem Vorteil. Studien von Experten belegen, dass der Durchschnitt der Raucher meint, weniger Zigaretten zu rauchen als der typische Raucher, weniger stark zu inhalieren, weniger süchtig zu sein, leichter aufhören zu können, einen gesünderen Lebensstil zu pflegen, weniger durch Zigarettenwerbung beeinflusst zu sein und nikotin- und teerärmere Zigaretten zu rauchen.

Warum so viele Raucher glauben, dass Rauchen nur anderen schadet, hat noch einen weiteren Grund. Menschen haben die Neigung, ihren Glauben so auszurichten, dass er mit ihrem Verhalten übereinstimmt. Wir wünschen uns Bestätigung für die Richtigkeit unseres Handelns und suchen nach Verständnis für die kleinen Sünden. Das bedeutet, zu rauchen und gleichzeitig das Rauchen als große Gefahr für die Gesundheit einzuschätzen, ist schwer miteinander zu vereinbaren. Mit anderen Worten, jeder Raucher möchte glauben, dass sein Verhalten – das Rauchen – für ihn persönlich okay, also nicht schädlich ist.

Zu rauchen und gleichzeitig das Rauchen als ernste Gefahr für die eigene Gesundheit zu empfinden, ist schwer miteinander vereinbar.

Das ist natürlich schwierig, wenn Sie ständig von den Medien, von Ärzten, Familie, Freunden, Mitmenschen gewarnt werden und das Rauchen an vielen Orten bereits verboten ist. Wenn Menschen daher glauben, dass Rauchen der Gesundheit schadet und trotzdem weiterrauchen, ist ein ziemlich starker Verdrängungsmechanismus notwendig, um die Kluft zwischen „Tu es nicht" und „Ich tue es" zu überbrücken. Um den Zwang nach der Zigarette vor sich selbst zu rechtfertigen, werden die Gedankengänge und Erklärungen oft irrational und entwickeln ihre eigene Logik.

In den internen Dokumenten der Tabakindustrie wird dieser innere Konflikt beschrieben: Raucher müssen der Tatsache ins Auge blicken, unlogisch, unvernünftig und dumm zu sein. Es fällt Menschen schwer, mit einer negativen Selbstdarstellung bzw. Selbstbewertung durchs Leben zu gehen. Die Retter sind Rationalisierung und Unterdrückung, welche in einem Schutzmechanismus enden, der, wie viele unserer Schutzmechanismen, seinen eigenen Regeln folgt.

Wie rechtfertigen Sie Rauchen vor sich selbst?
Sind Sie sich Ihrer eigenen Gedanken dazu bewusst? Vermutlich ist Ihnen nicht egal, dass Rauchen krank macht. Wenn Sie bei jeder Zigarette darüber nachdenken, dass Sie da giftigen Rauch einatmen, der in Wahrheit scheußlich schmeckt, viel Geld kostet, Ihre Gefühlswelt bestimmt und Ihr Lungenkrebsrisiko erhöht, wollen Sie dann noch immer erst „irgendwann einmal" aufhören? Denken Sie daran: Es ist nicht *nur eine* Zigarette, denn diese eine Zigarette ist schuld daran, dass Sie noch eine rauchen werden und noch eine.

Sterben musst du sowieso

„Sterben musst du sowieso, schneller geht's mit Marlboro!" oder „Die häufigste Todesursache ist das Leben", „Man muss doch an irgendetwas sterben!" Kennen Sie diese Sprüche und Argumente? Seltsamerweise jubelt kein Mensch, wenn eine Diagnose den Tod tatsächlich näherrücken lässt. Die Vorstellung zu sterben ist eine Sache, die Vorstellung, wann und wie, eine andere. In unserer Gesellschaft dreht sich alles um Schönheit, Gesundheit und Anti-Aging. Die meisten Menschen wollen alt werden. Jede Zigarette verkürzt das Leben – Ihr Leben!

Vielleicht glauben Sie, auf die paar Jahre verzichten zu können. Das können Sie, und es ist Ihre Entscheidung – ob Sie es auch wollen, wenn es soweit ist, lassen wir hier einmal außer Acht. Was Sie aber sicher nicht wollen, ist leiden. Jeder Mensch hofft auf ein würdiges

Lebensende ohne Krankheit, ohne massive körperliche Einschränkungen und ohne Schmerzen. Die durch Rauchen verursachten Erkrankungen zerstören diese Hoffnung oft sehr schnell. Sie sind mit viel Leid für den Betroffenen selbst und für seine Angehörige verbunden. Für den Raucher kommt allerdings erschwerend das Wissen dazu, für das Auftreten der Krankheit in hohem Maße selbst verantwortlich zu sein.

Wie es ist und was es bedeutet, eine durch Rauchen verursachte Krankheit zu haben, unterschätzt fast jeder.

Was wäre, wenn ...? Den Namen einer Krankheit kennen viele. Wie es ist und was es bedeutet, diese Krankheit zu haben, wissen nur die Menschen, die selbst davon betroffen sind, und vielleicht Menschen, die unmittelbar damit zu tun haben, wie Angehörige, Ärzte, Pflegepersonal. Die große Mehrheit der Öffentlichkeit unterschätzt den Schweregrad der durch Rauchen verursachten Krankheiten bei Weitem.

Eine Studie hat gezeigt: 81 Prozent der Teenager und 66 Prozent der Erwachsenen glauben, dass Lungenkrebspatienten typischerweise drei oder mehr Jahre leben. Der typische Lungenkrebspatient stirbt innerhalb von zehn Monaten ab Diagnosezeitpunkt. Die Chance, fünf Jahre zu überleben, liegt bei zehn Prozent.

Viele Menschen sterben schon vorher an einem Herzinfarkt oder Schlaganfall. Bei akuten Durchblutungsstörungen der Herzkranzgefäße (Koronararterien) stirbt Herzmuskelgewebe ab und nimmt nicht mehr an der Pumpkontraktion des Herzens teil. Je mehr Gewebe abgestorben ist, desto stärker ist die Leistungsfähigkeit des Herzens eingeschränkt. Jeder fünfte Betroffene stirbt sofort, jeder achte der zunächst Überlebenden stirbt während eines Jahres an den Folgen eines Herzinfarkts. Der Schlaganfall liegt in der Todesursachenstatistik an dritter Stelle. Und jeder dritte Betroffene stirbt daran. Die Überlebenden sind oft ein Leben lang pflegebedürftig.

Chronische Erkrankungen der Atemwege sind nicht so schnell tödlich, aber auch kein besseres Los. Es handelt sich um Krankheiten, die unheilbar sind und die Lebensqualität erheblich einschränken. Eine Lungenblähung (Emphysem) kann auf eine chronische Bronchitis folgen. Im Spätstadium wird dabei jeder Atemzug zur Qual. Die einzelnen Lungenbläschen werden nicht mehr vollständig entleert, vergrößern sich und können platzen. Das Lungengewebe bläht sich immer weiter auf, und die Zahl der funktionsfähigen Lungenbläschen nimmt stetig ab. Deshalb muss die Atmung stark beschleunigt werden, um genügend Sauerstoff aufzunehmen. In schweren Fällen muss künstlich beatmet werden, um ein Ersticken zu vermeiden. Trotzdem kann es lange dauern, bis die Patienten daran sterben.

Beim Raucherbein handelt es sich um eine arterielle Verschlusskrankheit der Becken- oder Beinarterien. Es kommt zu Durchblutungsstörungen in den Beinen. Je nach Stelle der Verengung kann es die Unter- oder Oberschenkel oder das Becken betreffen. Im Volksmund werden diese Durchblutungsstörungen und deren Folgen auch als „Schaufensterkrankheit" bezeichnet. Die Betroffenen können nur noch kurze Strecken schmerzfrei gehen. Erst wenn sie eine Weile stehenbleiben, lassen die Schmerzen in den Beinen nach. Um sich in solchen Zwangspausen möglichst unauffällig zu verhalten, sehen sich die Patienten in dieser Zeit häufig die Auslagen der Geschäfte an – daher der Name „Schaufensterkrankheit". Im fortgeschrittenen Stadium kann diese Erkrankung zu schlecht heilenden Geschwüren oder Wundbrand führen. Werden die Durchblutungsstörungen nicht rechtzeitig ärztlich behandelt, droht, je nach Ausmaß des Durchblutungsmangels, die Amputation von Zehen, Fuß, Unterschenkel oder sogar des ganzen Beines.

Das wollen Sie alles gar nicht wissen? Wissen Sie, was die meisten sagen, wenn es zu spät ist? „Wenn ich damals nur gewusst hätte, was ich heute weiß!" Warten Sie nicht auf eine Diagnose, die Sie davon überzeugt, dass Rauchen auch Sie krank macht.

Warten Sie nicht, bis Sie krank sind. Hören Sie auf, bevor Sie eine Diagnose davon überzeugt, dass Ihnen Rauchen schadet.

Was gehen mich die anderen an?

Wir haben versprochen, Sie nicht an den Pranger zu stellen, und vereinbart, Ihnen die persönliche Entscheidung zu überlassen, ob Sie weiterrauchen wollen oder nicht. Unser Anliegen ist, dass Sie möglichst viele Erkenntnisse gewinnen und verstehen, was Sie sich da antun und warum. Auf den letzten Seiten haben Sie erfahren, warum viele Raucher das Risiko unterschätzen und Raucher bleiben, trotz der offensichtlich guten, rationalen Gründe, damit aufzuhören. Leider schadet Ihr Rauchen nicht nur Ihnen. Ihr Verhalten fügt auch den Menschen in Ihrer Umgebung erheblichen Schaden zu. Auch dieses Risiko wird sehr oft stark unterschätzt.

Wenn Sie wüssten, wie schädlich das Passivrauchen wirklich ist, würden Sie sich vermutlich sehr unwohl fühlen. Viele wissen es nicht oder wollen es nicht wahrhaben. Tabakrauch ist ein komplexes Giftgemisch aus über 4800 Substanzen, die überwiegend erst beim Verbrennen des Tabaks entstehen. Mindestens 250 dieser Substanzen sind giftig oder krebserzeugend. Der Hauptstromrauch, den der Raucher inhaliert, und der Nebenstromrauch, der beim Glimmen der Zigarette während der Rauchpausen entsteht, enthalten beide nahezu die gleichen chemischen Komponenten. Langsam sickert das Wissen durch, dass die giftigen, krebserzeugenden und erbgutschädigenden Substanzen der Zigarette im Nebenstromrauch aufgrund der niedrigeren Verbrennungstemperaturen sehr stark konzentriert sind. Nichtraucher, die Tabakrauch ausgesetzt sind, atmen unter Alltagsbedingungen im Laufe eines Tages so viel erbgutverändernde und krebserregende Substanzen ein, wie vom

Rauchen fügt auch den Menschen in Ihrer Umgebung einen erheblichen Schaden zu.

Raucher beim Konsum von ein bis zwei Zigaretten aufgenommen werden. Die durch das Passivrauchen verursachten körperlichen Auswirkungen können bei einem Nichtraucher bereits nach 30 Minuten nachgewiesen werden!

Sie haben bereits erfahren, dass durch hochtechnologische Herstellungsverfahren und Produktrezepturen die Partikel im Zigarettenrauch sehr klein und hochkonzentriert sind. Diese Teilchen können nicht nur viel leichter in tiefe Lungenregionen von Rauchern gelangen, sondern auch in die Lunge von Nichtrauchern – ganz besonders gefährdet sind natürlich Kinder, Schwangere und Menschen mit Atemwegs- und Herz-Kreislauf-Erkrankungen.

Es ist seit Langem bewiesen, dass die hochgiftigen und krebserzeugenden Nitrosamine im Nebenstromrauch erst vier bis sechs Stunden, nachdem die Zigarette ausgelöscht wurde, ihre maximale Konzentration erreichen. Raucher schleppen mit ihrer Ausatemluft, mit Haut und Kleidung Schadstoffe herum, die sich in der Luft, im Hausstaub und an Oberflächen nachweisen lassen. Die schadstoffbeladenen Partikel des Tabakrauchs lagern sich an Wänden, Decken, auf dem Boden, an Teppichen und an Gegenständen ab. Von hier werden die Schadstoffe wieder in die Raumluft abgegeben. Räume, in denen Rauchen erlaubt ist, sind somit auch dann eine dauernde Quelle für die im Tabakrauch enthaltenen Schadstoffe, wenn dort aktuell nicht geraucht wird.

Räume, in denen Rauchen erlaubt ist, sind eine dauernde Quelle für Schadstoffe, auch wenn dort aktuell nicht geraucht wird.

Zu den Folgen des Passivrauchens zählen Augenbrennen und -tränen, Schwellungen und Rötungen der Schleimhäute und vermehrte Infektanfälligkeit. Neben Reizungen des Atemtrakts können Kopfschmerzen, Schwindelanfälle, Atemlosigkeit und Müdigkeit auftreten. Im Allgemeinen erleiden Passivraucher – wenn auch in geringerem Ausmaß und in geringerer Häufigkeit – die gleichen akuten und chronischen Erkrankungen wie Raucher. Eine ursächliche Beziehung zwischen Passivrauchen und einer Reihe von Krankheiten und Todesursachen ist nachweisbar für Arteriosklerose, Angina Pectoris und Schlaganfälle, akute und chronische Herzkrankheiten einschließlich Herzinfarkt; Lungenkrebs, akute und chronische respiratorische Symptome sowie stärker ausgeprägte und häufige Asthmaanfälle.

Kinder leiden ganz besonders unter dem Giftgemisch Tabakrauch, denn sie haben eine hohe Atemfrequenz und nehmen dementsprechend auch mehr Schadstoffe aus der Raumluft auf. Kinder aus Raucherhaushalten leiden fast doppelt so häufig an Husten, Schwindelgefühlen, Kopfschmerzen, Konzentrationsschwierigkeiten und dreifach häufiger an Schlafstörungen als Kinder aus Nichtraucherhaushalten. Sie leiden vermehrt an Atemwegserkrankungen und Mittelohrentzündungen. Passivrauchen verzögert das Lungenwachstum bei Kindern, beeinträchtigt deren Lungenfunktion und verschlimmert bestehendes Asthma.

Frauen, die in der Schwangerschaft rauchen, gehen gehörige Risiken ein: Schwangerschaftskomplikationen (erhöhtes Risiko für Fehl- und Frühgeburten), Plazenta-Ablösung, daraus folgend ein bis zu dreifach erhöhtes Risiko für vorgeburtlichen Kindstod. Rauchen wirkt sich negativ auf das Stillverhalten aus und reduziert die Milchproduktion der Mutter. Mit der Muttermilch gelangen Schadstoffe aus dem Tabakrauch in den Körper des Säuglings. Das Risiko für Mutter und Kind, dass Allergien zutage treten oder verstärkt werden, steigt enorm. Die Wahrscheinlichkeit, dass das Kind an ADHS (Hyperaktivität) leidet, steigt. Kinder von rauchenden Müttern sind überdies bei der Geburt häufig zu leicht. Das Risiko, dass das Baby unterentwickelt ist, ist fast doppelt so hoch wie bei Nichtraucherinnen. Glücklicherweise schafft es immerhin jede zweite Frau, während einer Schwangerschaft mit dem Rauchen aufzuhören.

Was heißt das für jeden Einzelnen von uns und für unsere Mitmenschen? Der Passivrauch ist weit mehr als nur eine „Belästigung". Passivrauchen ist schädlich. Der Schaden erfolgt auf mehreren Wegen, ist schleichend und nicht sichtbar und daher sehr leicht zu verdrängen.

Süchtig werde *ich* nicht!

Wir gehen jetzt einmal davon aus, dass Ihnen all die Risiken, die mit dem Rauchen verbunden sind, nicht ganz egal sind. Wir vermuten, dass Sie niemandem schaden wollen. Dass Sie noch lange leben wollen. Dass Sie gesund sein und gesund bleiben wollen. Und dass Sie das auch Ihren Mitmenschen vergönnen, vor allem den Menschen, die mit Ihnen Ihr Leben teilen. Höchstwahrscheinlich haben Sie nicht geahnt, wie schwer es sein würde aufzuhören, als Sie sich „entschieden" haben anzufangen.

Unterschätztes Suchtrisiko
Süchtig zu werden ist ein Risiko, das besonders häufig unterschätzt wird: Es ist so leicht anzufangen, aber so schwer für immer aufzuhören. Menschen unterschätzen die Macht der Nikotinsucht bei Weitem. Die erste Zigarette schmeckt nicht sonderlich gut – wie soll man davon abhängig werden? Die Vorstellung, mit dem Zeug nicht mehr aufhören zu können, ist absurd.

Rauchen Sie täglich? Wenn ja, wie geht es Ihnen, wenn Sie versuchen, einen Tag lang nicht zu rauchen? Taucht ein Verlangen nach einer Zigarette auf? Als Sie begonnen haben zu rauchen, haben Sie geahnt, dass das so sein wird? Wenn Sie nie geraucht haben: Können Sie sich vorstellen, wie stark dieses Verlangen sein kann?

In einer Studie gaben 81 Prozent der erwachsenen Raucher an, dass sie bei dem Versuch, einen Tag nicht zu rauchen, ein starkes Verlangen nach Zigaretten erleben. 95 Prozent davon sagten, dass das Verlangen stärker war als am Anfang ihrer Raucherkarriere erwartet. Deutlich weniger jugendliche Raucher – 46 Prozent – berichteten beim Versuch, einen Tag aufzuhören, von einem starken Verlangen. Aber auch bei diesen Jugendlichen sagten 85 Prozent, dass das Verlangen viel stärker war als zu Beginn des Rauchens erwartet.

Wenn sich Menschen bewusst werden, wie schwer es ist aufzuhören, bereuen sehr viele, jemals damit angefangen zu haben. Die Macht der Sucht unterschätzen aber nicht nur Anfänger. Das geht auch fast allen Rauchern so, die über einen gewissen Zeitraum aufhört haben und dann doch wieder zur Zigarette greifen: „Nur eine, davon wird man ja nicht gleich wieder abhängig." Schnell schleicht sich der Gedanke ein, dass wohl auch eine zweite Zigarette nicht schaden kann. Wie das endet, wissen Sie wahrscheinlich selbst.

Unterschätzen Sie nicht die Macht der Sucht: Jede einzelne Zigarette sorgt dafür, dass Sie die nächste rauchen wollen.

Ich wäre so gerne Gelegenheitsraucher, sagen Sie jetzt? Rauchen ist eine Sucht. Ihr Körper verlangt nach einem bestimmten (Ihrem) Konsumniveau. Wenn Sie es schaffen, sich zu beherrschen und Ihren Zigarettenkonsum drastisch zu reduzieren, dann ist das durchaus bewundernswert, aber nicht von langer Dauer. Allmählich werden sich die Gelegenheiten ausweiten, so lange, bis das alte Konsumniveau wieder erreicht ist, oder sogar ein höheres.

Das ist nicht das einzige Problem: Wenn Sie Ihrem Körper gar kein Nikotin zuführen, sind die Entzugserscheinungen schon nach kurzer Zeit überstanden (siehe Kapitel „Die Kraft der Entscheidung"). Jede gerauchte Zigarette verlängert hingegen die Entzugsdauer. Der Körper kommt nicht dazu, sich zu entwöhnen, und Sie müssen ständig Ihr Verlangen kontrollieren. Das ist mit Wille und Disziplin kaum möglich.

Dazu kommt: Bei einer Reduktion programmieren Sie sich – unbeabsichtigt – auf Verzicht und Verlust. Sie behaupten implizit, sich etwas Gutes nur noch gelegentlich gönnen zu wollen. Damit verankern Sie unbewusst wieder, dass Rauchen die bessere Alternative ist. Ein Rückfall ist damit programmiert. Es gibt also nur zwei Möglichkeiten: Entweder Sie rauchen oder Sie rauchen nicht!

Zurück in die Freiheit!

Fassen wir zusammen, was Ihnen mittlerweile bewusst ist: Lange vor der ersten Zigarette haben Sie, geprägt durch viele externe Einflüsse, eine Grundeinstellung zum Rauchen erworben und in irgendeiner Form eine positive Erwartung mit dem Rauchen verknüpft. Das Nikotin hat durch seine stark süchtig machende Wirkung Ihre Gewohnheit zu rauchen verfestigt – von einem Gelegenheitsraucher wurden Sie zu einem regelmäßigen Raucher. Ihr Gehirn hat sich durch das Nikotin in seiner Struktur und Funktionsweise verändert und vermittelt Ihnen das Gefühl, Zigaretten unbedingt zu brauchen. Das Hightech-Produkt Zigarette, mit den von der Tabakindustrie eingesetzten Zusatzstoffen und speziellen Features, verstärkt diese Wirkung noch. Das täuscht darüber hinweg, was Sie Ihrem Körper zumuten. Sie selbst setzen automatisch mehr oder weniger massive Verdrängungsmechanismen hinsichtlich der Gesundheitsschäden in Kraft, um Ihr Rauchverhalten zu rechtfertigen. Das sind normale und zutiefst menschliche Reaktionen. In Wahrheit führen Sie damit aber ein Leben in Abhängigkeit. Dinge, Gefühle, Situationen, Umstände und Personen können in Ihnen jederzeit das Verlangen nach einer Zigarette auslösen. Sie leben wie eine Schachfigur, und den nächsten Zug bestimmt die Zigarette. Wie kommen Sie da wieder raus?

Free your mind

Aufhören ist ein Prozess

Laut Statistiken wünschen sich die meisten Raucher, wenn sie ehrlich zu sich sind, von der Zigarette loszukommen. Es ist eine Hassliebe: das Gefühl, die Zigarette als festen Bestandteil des Lebens zu brauchen und auch irgendwie gerne zu rauchen, weil damit (noch) so viel Positives verbunden ist. Andererseits so viele, offensichtlich negative Aspekte, plus die schädlichen Konsequenzen, deren Ausmaß sich nicht einmal erahnen lassen. „Ich will nicht rauchen!" – „Ich will rauchen!": ein inneres Dilemma und ein interner Konflikt. Und die Zigarette ist ein unerbittlicher Gegner, denn im Moment des Verlangens hat sie immer die scheinbar besseren Argumente im Ärmel. Sie fühlen sich machtlos und ausgeliefert.

Je mehr Sie versuchen, über den Verstand aufhören zu wollen, desto stärker wird dieser innere Konflikt. Denn der Anteil in Ihnen, der noch rauchen will oder glaubt Zigaretten zu brauchen, verstärkt seinen Widerstand. Allein der Gedanke aufzuhören kann diesen Anteil in Ihnen in Panik versetzen. Die Folge ist meistens ein schneller Griff zur Zigarette, um die aufgestiegene Panik zu mildern. Dabei entstehen Schuldgefühle und der Glaube, es sowieso nie zu schaffen. Doch das stimmt nicht!

Genauso wenig wie willentliche Kontrolle funktioniert Druck von außen – die wohlmeinende Umgebung, die mit unterschiedlichen Methoden versucht, Sie zum Nichtraucher zu machen. Erstens will sich niemand sagen lassen, was er zu tun oder zu lassen hat. Zweitens erzeugt Druck Gegendruck, und dieser macht sich bei Ihnen vermutlich durch das Verlangen nach einer Zigarette bemerkbar.

Um dauerhaft aufzuhören, müssen Sie selbst etwas ändern. Sie müssen Ihr inneres Dilemma auflösen. Wie wichtig dabei Ihre Grundeinstellung und Ihre innere Motivation ist, haben Sie bereits erfahren: Sie müssen sich ändern *wollen* – Nichtraucher sein wollen.

Um dauerhaft aufzuhören zu rauchen, müssen Sie Ihr inneres Dilemma auflösen!

Eine weitere Grundvoraussetzung muss erfüllt sein: Sie müssen glauben, aufhören zu *können*. „Ich will ja aufhören, aber ich schaffe es einfach nicht!“ Solange Sie glauben, dass eine Veränderung nicht möglich ist, behalten Sie vermutlich Recht. Ohne den Glauben daran, dass Sie aufhören können, haben Sie keine Chance. Es ist eine wissenschaftlich bewiesene Tatsache, dass jeder Mensch sich ändern und dazulernen kann, solange er lebt. Sucht ist das Ergebnis komplexer Lernprozesse. Was Sie lernen konnten, können Sie auch wieder verlernen bzw. neu lernen.

Wenn Sie bis hierher aufmerksam gelesen haben, dann wissen Sie, wie und warum Ihr Verlangen nach Zigaretten immer und immer wieder entsteht und dass Sie Nikotin nicht brauchen. Nun erhalten Sie konkrete Informationen und Tipps, wie Sie sich Schritt für Schritt davon befreien.

Die Kraft der Entscheidung

Eins ist sicher: Je klarer und entschlossener Ihre Entscheidung mit dem Rauchen aufzuhören, ist, desto besser sind Ihre Erfolgschancen.

Sagen Sie bitte einmal laut und deutlich „Ich rauche nicht mehr! Ich will Nichtraucher sein und bleiben!“ Klingen diese Worte aus Ihrem Mund ehrlich und überzeugend? Oder lauten Ihre üblichen Formulierungen eher so: „Ich würde gerne aufhören“, „Irgendwann werde ich aufhören“, „Ich versuche aufzuhören“, „Ich nehme mir vor aufzuhören“ oder „Ich sollte aufhören“?

Würde, sollte, werde, möchte … Das reicht nicht aus, um eine dauerhafte Veränderung hervorzurufen, geschweige denn durchzuhalten. Das Wichtigste beim Aufhören ist die innere Motivation, sich von der Zigarette zu verabschieden. Wenn Ihre innere Motivation noch zu schwach ist, um zu sagen „Jetzt reicht's!", dann versuchen Sie erst gar nicht, die Zigaretten wegzulassen, sondern nutzen Sie jede einzelne Zigarette, um sich bewusst zu machen, was Sie da tun.

Abhängig zu sein bedeutet, keine Alternativen zu haben. Sich eine Zigarette anzuzünden, ist meist keine freie, überlegte Entscheidung – es passiert automatisch. Der Griff zur Zigarette wird ausgelöst durch das körperliche Verlangen, durch Gefühle und/oder Schlüsselreize. Die gesündere Alternative – gar nicht erst zu rauchen – wird dabei systematisch ausgeblendet. Diesen Automatismus gilt es zu durchbrechen. Solange Sie rauchen, rauchen Sie bewusst (siehe Kapitel „Vom Wunsch zum Bedürfnis").

Stärken Sie Ihre Entscheidungskraft!
Es geht nicht nur um Wille und Selbstdisziplin, sondern auch darum, Ihre gefühlsmäßige Beziehung und Ihre Grundeinstellung zum Rauchen zu verändern. Sie wissen bereits, dass Sie den Wert von Zigaretten ernsthaft in Frage stellen müssen, um sich davon lösen zu können. Denken Sie daran, die von Ihnen als positiv empfundenen Seiten des Rauchens zu prüfen. Solange Sie glauben, dass Sie ohne Zigaretten schlechter dran sind und Aufhören ein Opfer bedeutet, stehen Ihre Chancen schlecht. Sie bleiben gefangen in Ihrer Illusion, dass Rauchen einen positiven Sinn in Ihrem Leben hat, und ahnen nicht einmal, wie sehr Sie es genießen würden, Nichtraucher zu sein.

Ohne diese Ahnung sind Sie aber nicht in der Lage, sich wirklich zu wünschen, nicht mehr zu rauchen. Erinnern Sie sich daran, dass Ihnen vor Ihrer Zeit als Raucher nichts gefehlt hat, und machen Sie sich klar, dass Sie genau dort wieder hinkommen können.

Machen Sie sich den Preis bewusst, den Sie bezahlen müssen – nicht nur Geld, sondern auch Zeit, Energie und Gesundheit. Finden Sie mehr und mehr Vorteile daran, nicht zu rauchen, und verknüpfen Sie damit positive Bilder von Freiheit, Schönheit, Gesundheit und Unabhängigkeit. Dieser persönliche Entscheidungsprozess und die innere Vorbereitung auf die Veränderung brauchen Zeit. Nehmen Sie sich diese Zeit! Und halten Sie sich dabei an eine Regel: „Nur rauchen, sonst nichts!"

Wenn Sie das Verlangen nach einer Zigarette spüren, dann rauchen Sie, aber tun Sie sonst nichts. Trennen Sie bewusst das Rauchen von allen Schlüsselreizen, die Sie mit dem Rauchen verbunden haben. Tun Sie also nichts, was Sie sonst beim Rauchen tun: kein Telefonieren, kein Kaffee, kein Fernsehen, kein Gespräch. Nur rauchen! Zünden Sie sich jetzt eine Zigarette an und nehmen Sie ein paar tiefe Züge. Nehmen Sie alle Empfindungen in Ihrem Körper wahr: in Ihrem Mund, in Ihrem Hals, in Ihren Lungen, in Ihrer Durchblutung. Hören Sie in und auf Ihren Körper. Wie der Körper auf die Zigarette reagiert. Rauchen Sie ganz bewusst und fragen Sie sich bei jedem Zug, was wirklich so gut daran ist.

Rauchen Sie – aber tun Sie sonst nichts!

Wundern Sie sich nicht, wenn Sie feststellen, dass Rauchen ganz für sich allein – ohne übliche Nebenbeschäftigung – fad, seltsam oder sogar sinnlos ist. Wenn Sie eine Zeitlang ganz bewusst rauchen, werden Sie vermutlich auch erkennen, dass Ihnen Rauchen keinen Vorteil bringt. Zigaretten fördern nicht die Konzentration und nicht die Entspannung, vertreiben keinen Stress und keine Langeweile und machen auch das Leben nicht schöner. Rauchen ist weder ein Genuss noch hilft es Ihnen dabei, Ihr Leben besser zu meistern. Was Ihnen als positiv beim Rauchen erscheint, hat nur mit der Linderung von Entzugserscheinungen zu tun. Diese Entzugserscheinungen hören schon nach kurzer Zeit auf, wenn Sie aufhören, sich eine anzuzünden. Dann brauchen Sie auch die Befriedigung nicht mehr, die aus der Milderung der Entzugserscheinungen resultiert.

„Ich rauche nicht, außer ...“ enthält die Option, im Fall der Fälle wieder anzufangen – tricksen Sie sich nicht selbst aus!

Keine Hintertüren! Achten Sie darauf, sich bei Ihrer Entscheidung nicht selbst auszutricksen. Eine echte Entscheidung zu treffen, bedeutet eine andere Möglichkeit auszuschließen. „Ich rauche nicht, außer …“ enthält die Option, im Fall der Fälle wieder anzufangen. Zu den typischen Rückfallgenehmigungen zählen:

- Ich nehme mehr als xy Kilo zu.
- Meine Launen werden unerträglich.
- Ich habe eine Krise oder bin im Stress.
- Ich kann nichts mehr genießen.
- Ich halte es einfach nicht aus.

Was ist so schlimm an Rückfallgenehmigungen? Sie geben damit den Zigaretten Macht. Sie behaupten, dass Sie Zigaretten brauchen, um Ihr Gewicht zu halten, dass Sie Zigaretten brauchen, um bei Laune zu bleiben, dass Sie Zigaretten brauchen, um Stress zu bewältigen usw.

Sie brauchen keine Zigaretten, um Ihr Gewicht zu halten, bei Laune zu bleiben, Stress zu bewältigen oder eine Krise zu meistern!

In Wahrheit liegen alle Bedingungen in Ihrer Macht. Sie haben Einfluss auf Ihr Gewicht, Ihre Laune, Ihre Gefühle, und Sie haben viel mehr Einfluss darauf, als Zigaretten das je vermögen. Machen Sie sich das bewusst und nehmen Sie damit wieder das Ruder für Ihr Leben in die Hand.

Der beste Ausgangspunkt für einen Schlussstrich ist die Erkenntnis, dass

- Rauchen *nur* Nachteile hat und dass die subjektiv wahrgenommenen Vorteile in Wahrheit nur eine kurzfristige Verminderung der Nachteile sind,
- Rauchen ein Teufelkreis ist, den Sie nicht länger aufrechterhalten müssen und nicht länger aufrechterhalten wollen,
- es in jeder Hinsicht unvergleichlich viel schöner ist, nicht abhängig zu sein und Sie wertvoll und stark genug sind, ein Leben ohne Zigarette zu führen.

Sie können jahrelang geraucht haben, und trotzdem ist diese Erkenntnis im Bruchteil einer Sekunde möglich – ein Augenblick, der alles verändert. Vielleicht ist dieser Augenblick gerade jetzt.

Schluss. Punkt.

Philip Morris USA stellt im Internet einen „QuitAssist™ Guide" zur Verfügung. In diesem Ratgeber ist unter anderem zu lesen: „Planung und Vorbereitung – das sind die ersten Schlüssel zum erfolgreichen Rauchstopp. Wählen Sie ein bestimmtes Datum – vielleicht Ihren Geburtstag, einen Jahrestag oder den Geburtstag Ihres Kindes – und markieren Sie diesen Tag in Ihrem Kalender. Wenn Sie sich mindestens einen Monat Zeit nehmen zur Vorbereitung, sind Ihre Erfolgschancen höher, als wenn Sie zu Neujahr entscheiden, morgen damit aufzuhören. Wählen Sie eine Woche, wo Ihr Stresslevel niedrig ist."

Das ist nichts Ungewöhnliches: Viele Entwöhnungsprogramme empfehlen nicht, *jetzt* oder *heute* aufzuhören, sondern am Tag X in der Zukunft, und das Ende sorgfältig zu planen. Meistens ist der Termin in der Zukunft aber nur eine weitere Möglichkeit, den „schlimmen" Tag hinauszuschieben, den magischen Tag, an dem Sie Ihre „wertvollen" Zigaretten aufgeben müssen. Wenn Sie heute noch glauben,

Rauchen ist ein Genuss und hilfreich für Sie, warum sollten Sie das ausgerechnet am Tag X nicht mehr glauben? Der Geburtstag, der Neujahrstag oder der Nichtrauchertag – durch keinen dieser Termine wird sich Ihre Einstellung zum Rauchen automatisch verändern. Aufhören scheitert nicht am falschen Datum, es scheitert an den falschen Vorstellungen. Solange Sie denken, auf etwas verzichten zu müssen, wird es Ihnen auf Dauer schwerfallen, abstinent zu bleiben – auch am Tag X.

Worauf warten Sie? Wenn Sie *jetzt* verstehen, dass Rauchen nur Nachteile hat, warum sollten Sie dann noch länger rauchen? Sie sitzen seit Jahren im Gefängnis und haben *jetzt* endlich die Möglichkeit, sich zu befreien. Durch diesen Ratgeber sind Sie mental vorbereitet und haben genug Bewusstsein erlangt, um nicht länger in dieser Falle sitzenbleiben zu müssen. Der beste Zeitpunkt ist immer jetzt, wann auch immer „jetzt" ist. Sie haben den starken Wunsch und die feste Entschlossenheit aufzuhören, nutzen Sie den Moment! Vielleicht ist es genau jetzt, und Sie hören gerade *jetzt* für immer mit dem Rauchen auf.

Der beste Zeitpunkt ist immer jetzt. Wenn Sie *jetzt* verstehen, dass Rauchen nur Nachteile hat, dann hören Sie *jetzt* auf.

Verursacht dieser Gedanke noch Stress, Unsicherheit oder Panik in Ihnen? Kein Grund zur Sorge! Sie wissen: Ihre Nikotinsucht ist die Ursache für diese Gefühle. Sie aber sind nach Ihrer letzten Zigarette auf dem besten Weg, sich genau davon endlich zu befreien. Sie sind dabei, eine große körperliche und emotionale Veränderung zum Besseren durchzumachen. Ja, Sie müssen mit schwierigen Momenten und unangenehmen Gefühlen rechnen. Das geht vorbei. Mit jeder weiteren Minute, mit jeder weiteren Stunde und mit jedem weiteren Tag schreitet Ihre Regeneration und Befreiung voran – unabhängig davon, ob Sie das gerade deutlich spüren oder nicht.

Was sind schwierige Momente? Es gibt Studien über die Gründe, warum Menschen, die aufgehört haben zu rauchen, rückfällig wurden. Auffällig ist, dass der Großteil – zwei Drittel – innerhalb der ersten drei Monate nach dem Rauchstopp rückfällig wurde, davon die meisten bereits in der ersten Woche! In der ersten Woche nach dem Aufhören waren die am häufigsten genannten Gründe für einen Rückfall: Entzugserscheinungen und das Verlangen nach einer Zigarette. Nach der ersten Woche waren die häufigsten Auslöser für den Griff zur Zigarette Krisensituationen (Stress, Ärger, Streit) und bestimmte Schlüsselreize wie der Konsum von Alkohol oder Kaffee, die Anwesenheit von anderen Rauchern oder Ähnliches.

Während die Gründe für einen Rückfall durchaus verschieden sind, ist die Ursache immer dieselbe: der Glaube, dass die Zigarette eine Lösung ist. Ein fataler Irrtum! Er ist der Samen für den aufkeimenden Zweifel an Ihrer Entscheidung, Nichtraucher zu sein.

Die Zigarette ist *immer* das Problem und *niemals* die Lösung.

Vergessen Sie bitte niemals: Die Zigarette ist *immer* das Problem und *niemals* die Lösung. Wenn Ihnen das bewusst ist, werden Sie Ihre Entscheidung nicht mehr in Frage stellen.

Die ersten Tage

Sie haben den festen Entschluss gefasst, nicht mehr zu rauchen. Das ist ein kraftvoller Ausgangspunkt. Ein großer Irrtum ist es allerdings zu meinen, das sei ausreichend und mehr sei nicht zu tun. Jetzt geht es darum, von der Zigarette frei zu bleiben und die erste Zeit trotz möglicher Entzugserscheinungen und trotz Verlangen gut zu überstehen.

Nehmen wir an, Sie haben gerade Ihre Zigarette ausgedämpft und entschieden, das war sie, Ihre allerletzte. Was passiert? Anfangs nichts Ungewöhnliches: Ihr Nikotinpegel beginnt zu fallen, früher oder später meldet Ihr Gehirn Alarm, der Körper reagiert mit einem Mangelempfinden und versucht Sie dazu zu bringen, für „Nachschub" zu sorgen. Üblicherweise greifen Sie in dieser Situation zur Zigarette. Diesmal ist es anders: Sie rauchen ja nicht mehr, und der vom Körper gewünschte Nachschub an Nikotin erfolgt nicht. Machen Sie sich darauf gefasst, dass Sie das Verlangen nach einer Zigarette spüren werden – immer wieder. Wie oft, wie stark und wie lange das Verlangen auftaucht, ist von Mensch zu Mensch verschieden.

Die schlimmsten körperlichen Entzugserscheinungen sind meist nach den ersten drei Tagen überstanden.

Was Sie wissen sollten: Der Höhepunkt der körperlichen Entzugserscheinungen ist in den meisten Fällen schon nach den ersten drei Tagen überstanden, wobei viele die ersten 24 Stunden als größte Herausforderung erleben. Vielleicht tauchen Unsicherheiten, Ängste, Nervosität, Unruhe, Depression, Aggressivität oder Ähnliches auf. Das sind Zeichen, dass Sie sich gerade aus der Nikotinfalle befreien. Wenn Sie dieses Buch bis hier gelesen haben, verstehen Sie die Ursache für Ihr Verlangen nach einer Zigarette. Nutzen Sie dieses Bewusstsein. Erinnern Sie sich daran, dass Ihr Körper in den ersten Tagen noch glaubt, Nikotin zum Überleben zu brauchen. Sie *wissen*, dass das nicht stimmt. Sehen Sie diese Zeit bewusst als Lern- und Reinigungsprozess. Das limbische System in Ihrem Gehirn lernt, dass Sie keine Zigaretten *brauchen* – weder zum Überleben noch zur Verbesserung Ihres Lebens. Und so viel ist sicher: Ihr Unbewusstes lernt schnell, ohne Nikotin zu leben, wenn Sie ihm nichts anderes einreden.

Die Selbstheilungskraft des Körpers

Drei Tage ohne jegliches Nikotin, und Ihr Körper hat sich vollständig davon befreit – es ist kein Nikotin mehr nachweisbar. Drei Wochen Nikotinabstinenz, und es gibt keine messbare Veränderung der Acetylcholinrezeptoren in Ihrem Gehirn mehr – es hat sich wieder auf Normalniveau eingestellt. Spätestens nach drei bis vier Wochen ist der körperliche Entzug überstanden. Der Rest spielt sich im Kopf ab und hat wieder viel mit Verlernen bzw. Lernen zu tun. Schlüsselreize und Krisensituationen können nämlich noch lange Zeit nach Ihrer letzten Zigarette ein plötzliches Verlangen wachrufen. Das ist völlig normal. Sie werden lernen, damit umzugehen, bis es schließlich für immer verschwindet und Sie vollständig vom Rauchen befreit sind.

Diesen Reinigungs- und Umstellungsprozess können Sie gerade in den ersten Tagen bewusst unterstützen:

- Trinken Sie viel Wasser oder Kräutertee.
- Trinken Sie weniger Kaffee und vermeiden Sie Alkohol.
- Ernähren Sie sich bewusst.
- Schlafen Sie ausreichend.
- Hören Sie auf Ihre körperlichen Bedürfnisse: Gönnen Sie sich Ruhe, wenn der Körper danach verlangt. Oft helfen aber auch Sport, Bewegung oder Meditation.
- Genießen Sie frische Luft.
- Umgeben Sie sich mit Menschen, die Sie in Ihrer Entwöhnung unterstützen.
- Machen Sie es sich nicht unnötig schwer und versuchen Sie in den ersten Tagen Situationen, in denen Sie immer zur Zigarette gegriffen haben, wenn möglich zu vermeiden.

Erleben Sie, was es heißt zu leben, ohne sich permanent zu vergiften.

Gut möglich, dass diese Zeit der größte Heilungsprozess ist, den Ihr Körper bisher je erlebt hat. Stellen Sie sich 100 Trillionen Zellen vor, die wesentlich weniger Giftstoffe aufnehmen müssen und wesentlich mehr Sauerstoff bekommen. Zum ersten Mal nach langer Zeit erleben Sie wieder, was es heißt zu leben, ohne sich permanent zu vergiften.

Während es sinnvoll ist, die meisten Punkte dieser Liste auf Dauer beizubehalten, gilt die letzte Empfehlung wirklich nur für die allerersten Tage! Danach gilt es, alles in Ihrem Leben von der Koppelung an Zigaretten zu befreien.

Dem Verlangen begegnen

Sie können natürlich versuchen, alle Aktivitäten, Personen, Orte, Zeiten und Gefühle zu vermeiden, die üblicherweise mit Zigaretten verbunden waren. Viele Methoden zur Raucherentwöhnung empfehlen das sogar. Das führt aber unweigerlich dazu, dass Sie sich ziemlich eingeschränkt fühlen und glauben, ohne Zigaretten kein Leben mehr zu haben. Wenn das so wäre, hätten Sie tatsächlich einen guten Grund, wieder zu rauchen. Aber das stimmt nicht!

Sie können alles tun wie bisher, nur ohne Zigarette.

Sie müssen als Nichtraucher *nichts* in Ihrem Leben verändern; weder müssen Sie irgendwelche Gewohnheiten aufgeben noch Ihre rauchenden Freunde und Kollegen meiden – es sei denn, Sie wollen das aus anderen Gründen. Sie können *alles* tun, was Sie bisher getan haben, nur eben ohne jegliches Nikotin. Dafür müssen Sie lernen, alle mit Zigaretten verbundenen Lebenssituationen wieder von Zigaretten zu entkoppeln. Das lernen Sie nur, wenn Sie sich diesen Situationen und Schlüsselreizen stellen. In diesen Momenten wird mit hoher Wahrscheinlichkeit der Wunsch zu rauchen auftauchen. Umgekehrt können Sie, wenn Sie ein Verlangen spüren, davon ausgehen, dass ein (unbewusster) Schlüsselreiz die Ursache dafür ist. Jedes überstandene Verlangen ist ein weiterer Schritt auf Ihrem Weg zur vollständigen Befreiung. Oft reicht schon eine bewusste Konfrontation und Gegensteuerung, damit ein unbewusster Auslöser seine Macht über Sie verliert: ein klares, bewusstes Nein zum automatisch und unbewusst hervorgerufenen Verlangen. Mit jedem Verlangen, dem Sie so begegnen, ohne wie üblich zur Zigarette zu greifen, gewinnen Sie ein Stück Ihrer Freiheit zurück!

Stellen Sie sich ein Kind im Supermarkt vor, das unbedingt ein Stück Schokolade will. Die Mutter sagt Nein. Jeder, der so eine Szene schon einmal erlebt hat, weiß, was als nächstes passiert: Das Kind beginnt zu quengeln, zu weinen und, wenn die Mutter Pech hat, lauthals zu schreien. Jedenfalls wird das Kind die Entscheidung der Mutter in Frage stellen und prüfen, ob da nicht vielleicht doch ein Stück Schokolade zu bekommen wäre. Es lernt, wann es sich auszahlt zu schreien und wann nicht.

Ähnlich ist die Reaktion Ihres Unbewussten auf ein bewusstes Nein zur Zigarette. Sie müssen in jedem Moment des Verlangens diese klare Entscheidung treffen und den „Schmerz“ kurzfristig aushalten. Je entschlossener und sicherer Sie sich sind, desto leichter wird es Ihnen fallen und desto schneller wird das Verlangen verschwinden.

Programmieren Sie sich neu! Denken Sie noch einmal an die unbewussten Regionen Ihres Gehirns, die sich um Ihr Überleben und um Ihre Lustbefriedigung kümmern. In Ihrem limbischen System ist Rauchen noch als positive Erfahrung gespeichert. Taucht ein Verlangen auf, heißt die Lösung: Rauchen. Dieser Lösungsweg ist gelernt und abgespeichert, kein oder kaum ein anderer steht zur Verfügung. Damit das Verlangen, die kaum kontrollierbare Lust, verschwindet, müssen Sie Ihr Suchtgedächtnis überschreiben – Neues lernen. Nutzen Sie dabei die Macht und den Einfluss Ihrer Gedanken auf Ihr Unterbewusstsein und Ihr Suchtgedächtnis!

Programmieren Sie sich neu und nutzen Sie dabei die Macht und den Einfluss Ihrer Gedanken auf Ihr Suchtgedächtnis.

Was für Ihre Neuprogrammierung wichtig ist

1. Schließen Sie die alte Möglichkeit – nämlich zu rauchen – völlig aus. Wenn Sie das nicht tun, wird Ihr Gehirn das Programm immer wieder wollen, und die Versuchung wird groß sein.
2. Versuchen Sie nicht, sich Gedanken an das Rauchen zu verbieten. Gedanken lassen sich nicht unterdrücken, und es gibt keinen Grund, *nicht* an Zigaretten zu denken. Wichtig ist nicht, *ob*, sondern *wie* Sie denken. Denken Sie nicht in Verboten wie „Ich *darf* keine Zigarette rauchen." Das stimmt nicht, Sie *dürfen*. Sie haben sich vielmehr selbst entschieden, nicht mehr rauchen zu *wollen*. Bleiben Sie dabei.
3. Trainieren Sie bewusst positive Denk- und Handlungsweisen. Forcieren Sie bewusst Gedanken, die Sie in Ihrer Entscheidung, Nichtraucher zu sein, bestärken und lernen Sie, auf Schlüsselreize anders zu reagieren. Wiederholen Sie das so oft, bis neuronale Verbindungen für das Neue entstanden sind und Ihr Gehirn (diesmal bewusst und von Ihnen selbst) konditioniert ist.
4. Genießen Sie es, nicht rauchen zu *müssen*! Genießen Sie Ihre Freiheit!

Es geht vorbei

Ignorieren Sie das Verlangen nach einer Zigarette nicht. Machen Sie sich stattdessen bewusst: „Jetzt habe ich das Verlangen zu rauchen. Ich muss ihm endlich nicht mehr nachgeben – es vergeht." Und es verschwindet tatsächlich.

Haben Sie aber bitte Geduld. Ein typisches Symptom während der Befreiung aus der Nikotinabhängigkeit ist nämlich die Verzerrung der Zeitwahrnehmung. Forscher haben in einer Studie herausgefunden, dass Raucher, die 24 Stunden lang abstinent waren, 45 Sekunden wesentlich länger (300 Prozent) einschätzten als ohne Nikotinentzug. Dieses Phänomen kennen wir alle: Während die Zeit manchmal wie im Flug vergeht, scheint sie ein anderes Mal stillzustehen.

Vor allem in unangenehmen Situationen, wenn uns langweilig ist oder wir in deprimierter Stimmung sind, haben wir das Gefühl, dass die Zeit einfach nicht vergeht. Kein Wunder also, dass der „Ich brauche jetzt eine Zigarette"-Moment scheinbar ewig dauert. Sie sind die schnelle Wirkung des Nikotins gewöhnt. Mit einer Zigarette konnten Sie beginnende Entzugssymptome in sieben Sekunden beseitigen. Sieben Sekunden, und das Verlangen war befriedigt. Die unangenehmen Gefühle wie Leere, Unruhe, Nervosität, Angst oder Unkonzentriertheit mussten Sie nie lange aushalten. Die nächste Zigarette konnte die negativen Gefühle aber nur sehr kurz lindern, denn in Wahrheit ist sie die Ursache dafür, dass diese Gefühle schon sehr bald wiederkommen. Die Zigaretten bringen *keine* Lösung. Die einzig sinnvolle Lösung: nicht rauchen.

Sie entscheiden, wie Sie die Momente des Verlangens erleben. Wenn Sie immer wieder denken, dass es bei *Ihnen nie* vorbeigehen wird, *Sie* es nicht schaffen und der einzige Weg ein neuerlicher Nikotinschuss ist, dann wird das Verlangen scheinbar ewig dauern und nicht auszuhalten sein. Sie haben eine „gute" Ausrede für einen Rückfall gefunden. Angst vor der Angst, negative Erwartungen und Erinnerungen an frühere Rückfälle wirken wie Öl ins Feuer.

Machen Sie sich bewusst: Das Verlangen nach einer Zigarette dauert nicht ewig! Es geht vorbei! Auch bei Ihnen. Ebenso wie die mit dem Verlangen verbundenen negativen Gefühle. Rauchen kann tödlich sein, aber die Gier nach einer Zigarette, die nur ein paar Minuten dauert, sicherlich nicht! Das Verlangen schadet Ihnen nicht, ebenso wenig die damit verbundenen Gefühle. Kein Grund, sich davor zu fürchten oder sich zu beunruhigen. Sie sind in der Lage, mit den Momenten der Unruhe, Nervosität, Angst oder Panik umzugehen. Die Natur hat Sie mit Angst ausgestattet, als eine Art Warnsystem vor gefährlichen Situationen. Ihr

Das Verlangen nach einer Zigarette dauert nicht ewig. Es geht ganz sicher vorbei. Auch bei Ihnen.

Unbewusstes denkt noch, dass Sie ohne Zigarette in Gefahr sind – das haben Sie ihm beigebracht. Gut zu wissen, dass Sie in Wahrheit einen Moment der Heilung erleben. Und die Natur hat Sie auch mit Mut ausgestattet, der Ihnen hilft, schwierige Situationen zu meistern. Sehen Sie jeden Moment des Verlangens als Herausforderung und als weiteren Schritt in Ihre Freiheit.

Sie schaffen es, *jetzt* nicht zu rauchen – es geht nicht darum, wie Sie es morgen oder übermorgen schaffen.

Sie schaffen es, *jetzt* nicht zu rauchen. Machen Sie sich keine Sorgen, wie Sie es morgen oder übermorgen schaffen. Sie können nur *jetzt* leben und nur *jetzt* entscheiden, dass Sie lieber Nichtraucher sein wollen.

Ein paar Tricks

Ein paar bewährte Tricks, die Ihnen helfen, die erste Zeit gut zu überstehen und neues Verhalten einzulernen:

- Das Ritual des Rauchens kann zumindest anfangs durch ein anderes Ritual ersetzt werden: ein Glas Wasser in kleinen Schlucken trinken und jeden Schluck ein paar Sekunden im Mund halten. Einen Kaugummi kauen oder ein mentholhaltiges Hustenbonbon lutschen. Einen Zahnstocher in den Mund nehmen. Einen Kugelschreiber in der Hand halten. Atemübungen statt zu rauchen. Zähneputzen nach dem Essen.
- Finden Sie neue, gesunde Gewohnheiten: Statt der Morgenzigarette eine genüssliche Morgendusche, statt der Verdauungszigarette ein Verdauungsspaziergang, statt der Rauchpause eine Frischluftpause, statt der Entspannungszigarette eine Entspannungsmeditation usw.
- Machen Sie einen „Rauchverabschiedungs-Putz“: Beziehen Sie Ihr Bett mit frischer Wäsche. Waschen Sie alle Kleidungsstücke, die noch nach Rauch riechen. Verabschieden Sie sich von Aschenbechern, Feuerzeugen und anderen nicht mehr benötigten Rauchutensilien. Für Polstermöbel, Auto und Teppichböden gibt es

Sprays, die den Geruch entfernen. Oder streichen Sie die Wände neu. Im Idealfall schaffen Sie sich Ihr rauchfreies Zuhause. Leider können Sie andere Menschen, auch Ihre Liebsten, nicht zwingen, ebenfalls aufzuhören. Sie wissen selbst noch gut genug, was Druck und Stress bei einem Raucher bewirkt. Aber Sie haben ein Recht auf Ihre rauchfreie Privatsphäre. Gibt es in Ihrem Haushalt noch andere Raucher, dann einigen Sie sich zumindest auf möglichst viele Nichtraucher-Zonen.

- Unternehmen Sie Dinge, die Sie gerne tun: ins Kino, ins Theater, ins Fitnessstudio gehen. Hören Sie Musik, die Sie mögen. Tun Sie, was Ihnen Freude macht. Sie erinnern sich daran, dass Ihr Belohnungszentrum im Gehirn in der ersten Zeit auf seine „Belohnung" verzichten muss. Belohnen Sie sich auf eine neue Weise. Das Geld, das Sie sonst für Zigaretten ausgegeben haben, können Sie nutzen, um sich selbst Gutes zu tun.
- Beenden Sie jeden rauchfreien Tag mit einem Motto. Denken Sie darüber nach, was gut daran ist, frei zu sein.
- Sie dürfen stolz auf sich sein. Feiern Sie Ihre neu gewonnene Freiheit!

Keine Ausreden

Im Laufe der Zeit, während der Befreiungsprozess voranschreitet, wird die Macht der Sucht immer schwächer. Ihr Körper hat sein Gleichgewicht wiedergefunden und funktioniert ohne Nikotin besser als zuvor. Ob es Ihnen bewusst ist oder nicht, ob Sie es wertschätzen oder nicht, mit jedem weiteren Tag ohne Nikotin werden die Herausforderungen geringer. Das Verlangen wird seltener, weniger intensiv und kürzer. Viele Schlüsselreize sind mittlerweile von Zigaretten entkoppelt. Die Minuten und Stunden, in denen Sie gar nicht an Zigaretten denken, werden häufiger. Das Gefühl, endlich wieder unab-

Das Gefühl, endlich wieder unabhängig zu sein, wächst. Sie dürfen mit gutem Grund stolz auf sich sein.

hängig zu sein, wächst mehr und mehr. Sie sind mit gutem Grund stolz auf sich.

Und plötzlich ist wieder ein Verlangen da. Völlig unerwartet – ausgelöst durch eine Krisensituation oder ein außergewöhnliches Ereignis. Damit haben Sie nicht (mehr) gerechnet. Rauchen war doch gerade noch kein Thema mehr – und jetzt das? Zweifel machen sich breit, dass es nie aufhört und Sie es ja doch nicht schaffen. Der Gedanke aufzugeben, schleicht sich ein. Stopp!

Das muss Ihnen natürlich nicht passieren. Aber wenn, dann sind Sie jetzt darauf vorbereitet. Das plötzlich wiederkehrende Verlangen ist nur ein Zeichen dafür, dass Sie auf einen nicht alltäglichen Auslöser gestoßen sind. Während Sie die meisten Schlüsselreize bereits überschrieben haben, ist dieser „Sonderreiz" noch mit Zigaretten verknüpft. Ein weiterer Aspekt Ihres Lebens, den Sie vom Rauchen befreien können. Dieser Moment der Sehnsucht zeigt Ihnen, wo Sie einmal waren und wie weit Sie schon gekommen sind auf Ihrem Weg in die Freiheit. Drehen Sie jetzt nicht um! Erinnern Sie sich daran, dass eine Zigarette keine Lösung ist, sondern nur die Rückfahrkarte in die Nikotinsucht.

„Nur eine": der Ausrutscher

Achtung: „Nur eine" gibt es nicht! Ein einziger Zug kann zu einem ausgewachsenen Rückfall führen. Das glauben viele nicht, bis sie es am eigenen Leib erfahren. Kein Raucher hat seine erste Zigarette im Bewusstsein geraucht, jahrelang davon abhängig zu bleiben. Das Gleiche gilt für Rückfälle: Sie beginnen mit „nur einer". Die meisten Menschen wissen über abhängig machende Drogen ein wenig Bescheid. Zumindest genug, um zu wissen, dass „nur eine" Dosis meistens ausreicht, um einen Rückfall zu verursachen. Nur Nikotin wird so oft verharmlost. Erinnern Sie sich, dass Nikotin abhängiger macht als die meisten anderen Substanzen – vergleichbar mit Heroin. Würden Sie sich „nur einen“ Schuss Heroin setzen? „Süchtig werde *ich* nicht“ – Sie erinnern sich an das Kapitel? Lesen Sie es bitte noch einmal. Es gibt nur zwei Möglichkeiten: Entweder Sie rauchen oder Sie rauchen nicht!

Und was tun, wenn es passiert? Ein unerwartetes Ereignis, eine schlechte Nachricht, ein Schicksalsschlag oder ein Glücksmoment: Sie rauchen eine Zigarette.

Suchen Sie keine Entschuldigungen für einen Rückfall: Es gibt keinen einzigen Grund, der ihn rechtfertigt.

Bitte keine Rechtfertigung! Versuchen Sie nicht, Entschuldigungen zu finden, warum die Zigarette unbedingt sein musste. Es gibt keinen einzigen Grund, der einen Rückfall rechtfertigt, keine einzige Lebenssituation, in der ein Wiedereinstieg in die Sucht eine gute oder sinnvolle Lösung ist. So viel steht fest. Bleiben Sie ehrlich zu sich. Mit jeder Rechtfertigung würde nur der Selbstbetrug von vorne beginnen – die Illusion, dass Zigaretten wertvoll sind.

Genauso wenig hilfreich sind Selbstvorwürfe. Sie nähren den Glauben, versagt zu haben, es nie zu schaffen und hoffnungslos süchtig zu sein. Erstens stimmt das nicht. Zweitens verursacht dieser Gedanke unnötigen Stress, und dieser Stress verursacht mit sehr hoher Wahrscheinlichkeit Lust auf die nächste Zigarette.

Mit dem Rauchen aufzuhören ist ein Prozess. Sie haben wieder geraucht. Okay! Durch einen Ausrutscher ist dieser Prozess nicht zu Ende. Sie sind über einen heimtückischen, tief verankerten Schlüsselreiz gestolpert, der in Ihrem Gehirn sofort wieder Ihre alte Suchtreaktion ausgelöst hat. Jetzt haben Sie die Chance, auch diesen Reiz für immer zu überschreiben. Stehen Sie auf und gehen Sie Ihren Weg zum Nichtraucher unbeirrt weiter. Ihr Körper ist vom Nikotin entwöhnt. Machen Sie nicht den Fehler, die Signale Ihres Körpers zu übergehen. Bleiben Sie bewusst und nehmen Sie die Wirkung des giftigen Rauchs auf Ihren Körper wahr. Wie reagieren Mund, Lunge, Herz, Kreislauf, Durchblutung und Konsorten? Welcher Geschmack bleibt im Mund zurück, wie riechen Sie und wie fühlen Sie sich? Wenn Sie darüber nachdenken, wie genussvoll und gut das Rauchen ist, denken Sie bitte auch ernsthaft und möglichst objektiv darüber nach, warum Sie die Zigarette so idealisieren.

Aufhören ist ein Prozess, der mit einem Ausrutscher nicht zu Ende ist. Bleiben Sie bewusst auf Ihrem Weg zum Nichtraucher.

Wie schnell taucht das Verlangen nach einer weiteren Zigarette auf? Wollen Sie wirklich wieder in diesen Teufelskreis einsteigen? Sie sollten sich nicht wundern, wenn Sie plötzlich die ganze Sinnlosigkeit und Dummheit erkennen. Nicht, weil irgendjemand anderer das behauptet, sondern weil es Ihnen selbst bewusst wird.

Das gute Gefühl, der Erfolg und der Stolz über Ihr neues Leben als Nichtraucher sind Ihnen, trotz Rückfall, noch in guter Erinnerung. Knüpfen Sie genau bei diesen positiven Erinnerungen an. Treffen Sie erneut die Entscheidung, Nichtraucher zu sein. Jetzt sind Sie noch besser vorbereitet auf drohende Stolpersteine – Sie können sie erkennen und ihnen ausweichen. Stärken Sie wieder und immer wieder Ihre Motivation. Nähren Sie Ihren Wunsch, frei zu sein und die Vorteile der Unabhängigkeit zu genießen.

Macht Aufhören wirklich dick?

Eine weit verbreitete Angst: Raucher, die aufhören zu rauchen, nehmen zu. Sagen Sie nicht, dass Sie das noch nie gehört haben. Sicher kennen Sie auch einige Beispiele oder haben die Erfahrung am eigenen Leib gemacht. Sogar wissenschaftliche Studien belegen durchschnittlich 2,5 kg mehr Gewicht nach dem Rauchstopp. Verantwortlich dafür sind, laut Forschung, verschiedene Gründe, unter anderem die Gene, ein verlangsamter Stoffwechsel, die vermehrte Speicherung von Wasser in der ersten Phase der Entwöhnung, Heißhungeranfälle und Essattacken. Jedenfalls ist die Gewichtszunahme ein beliebter Grund für einen Rückfall bzw. eine gute Ausrede, gar nicht erst aufzuhören. Muss das sein?

Interessant ist in diesem Zusammenhang eine andere Statistik zum Thema Gewicht: Rund 45 Prozent aller verheirateten Frauen sind übergewichtig – unverheiratete Frauen aber nur zu 23 Prozent. Männer bringen noch häufiger zu viel auf die Waage: 65 Prozent der verheirateten männlichen Zeitgenossen sind zu dick. Bei den Junggesellen sind es nur 28 Prozent. Schlussfolgerung: Die Ehe macht dick.

Um Ihr Gewicht zu halten brauchen Sie keine Zigaretten. Gegen eine Gewichtszunahme können Sie etwas unternehmen.

Bin ich der Gewichtszunahme denn hilflos ausgeliefert, wenn ich verheiratet bin? Oder liegt es vielleicht doch an einem veränderten Essverhalten und an zu wenig Bewegung? Kann ich etwa gezielt gegensteuern und mit gesunder Ernährung und Bewegung mein Gewicht halten?

Gut, Sie lesen dieses Buch nicht, weil Sie heiraten wollen, sondern aufhören zu rauchen. Und was das Rauchen betrifft, gibt es tatsächlich eine wissenschaftlich begründete Ursache für die Gewichtszunahme: Nikotin beeinflusst den Grundumsatz. Das ist die Menge an Energie, die der Körper braucht, um alle lebenswichtigen Körperfunktionen aufrechtzuerhalten. Nikotin passiert die Blut-Hirn-Schranke und regt über das Zentralnervensystem das Herz zu vermehrten Schlägen an. Es verengt die Blutgefäße, dadurch erhöht sich der Blutdruck. Aber auch die Darmkontraktionen nehmen zu und die

Verdauung wird angeregt. Außerdem muss der Körper den Sauerstoffmangel in den Zellen ausgleichen und die Schadstoffe so gut wie möglich entfernen. Die Folge von all diesen Vorgängen ist, dass der Kalorienverbrauch ansteigt: Der Körper verbrennt zwischen 100 und 200 Kalorien pro Tag mehr.

Bevor Sie jetzt falsche Schlüsse ziehen: Die Idee, dass man mit Zigaretten seine Traumfigur bekommt, ist eine Illusion. Schlanke, attraktive, charismatische Models haben jahrzehntelang das Image der Zigarette als Schlankmacher gefördert. Werbeslogans haben mit Begriffen wie „schlank“, „leicht“, „leichtrauchen“, oder „schlankes Format“ gespielt. Sogar „Slim“-Zigaretten wurden auf den Markt gebracht. Und viele Raucher tragen auch selbst zum übertriebenen Glauben bei, dass Rauchen hilft, schlank zu bleiben. Fakt ist: Rauchen macht definitiv nicht schlank. Eher das Gegenteil ist der Fall: Rauchen steigert das Risiko für eine Gewichtszunahme, weil Rauchen eher unsportlich macht. Kein Wunder, Rauchen verschlechtert die Kondition, verringert den Muskelaufbau und beschleunigt den Muskelabbau. Die permanente Vergiftung des Körpers macht träge. Wie lange macht unter diesen Umständen Bewegung Spaß? Der durch Nikotin erhöhte Stoffwechselverbrauch hat also viele Nachteile. Unter anderem fehlt Ihnen die Energie für Ihr Leben.

Die Idee, mit Zigaretten zur Traumfigur zu gelangen, ist eine Illusion.

Der Vorsprung im Kalorienverbrauch bei Rauchern wird obendrein ziemlich bald unwichtig, weil sich der Körper auf das höhere Niveau einstellt. Umgekehrt dauert es die ersten drei Monate, bis sich der Körper nach dem Rauchstopp wieder umgestellt hat. Er passt sich an. Wenn Ihr Körper nicht ständig damit beschäftigt ist, Gift abzubauen, haben Sie mehr Energie zur Verfügung. Unternehmen Sie aktiv etwas gegen Ihren gesunkenen Stoffwechsel. Aber ehe Sie etwas tun, sollten Sie noch wissen, was Sie nicht tun dürfen.

Zunehmen – *kein* unausweichliches Schicksal
In den meisten Fällen ist weniger der leicht gesunkene Stoffwechsel schuld an der Gewichtszunahme, sondern eine erhöhte Kalorienzufuhr – zu viel Essen. Nach dem Rauchstopp kann der Appetit steigen. Dies liegt zum einen am Wegfall der hungerdämpfenden Wirkung des Nikotins. Zum anderen entfällt die permanente Schädigung von Magen und Darm, die Nikotin und Teer anrichten. Ein Nichtraucher hat den gesünderen Appetit. Und das Fehlen des Nikotin-Blausäure-Teer-Dampfes im Mundraum führt ganz automatisch dazu, dass sich die Geschmacksnerven regenerieren. Die Folge: Das Essen schmeckt besser. Das ist gut, kann aber eben auch dazu führen, dass man mehr isst.

Das Verlangen nach Nikotin lässt sich mit einem Hungergefühl vergleichen, und tatsächlich sind diese Gefühle kaum zu unterscheiden. In der ersten Zeit der Abstinenz versuchen viele Menschen, das Verlangen nach Nikotin mit Essen zu bekämpfen. Aber Essen kann nicht den Hunger nach Nikotin stillen. Essen ist keine Ersatzbefriedigung, weder für das Bedürfnis, etwas zwischen den Fingern und im Mund zu haben, noch um Frustration, Langeweile oder Stress zu bewältigen. Die Gewichtszunahme lässt sich in einem hohen Maß durch eine erhöhte Kalorienzufuhr – umfangreichere und häufigere Mahlzeiten, Knabbern, Süßes zwischendurch – erklären. Versuchen Sie daher nicht, die Zigaretten durch Kalorienhaltiges zu ersetzen. Essen Sie bewusst und genießen Sie. Und *zu viel* essen ist kein Genuss.

Versuchen Sie, vor allem während der ersten zwei Wochen Ihrer Erholungsphase, regelmäßig und langsam zu essen.

Versuchen Sie, vor allem während der ersten zwei Wochen Ihrer Erholungsphase, Heißhungerattacken zu vermeiden. Essen Sie regelmäßig, essen Sie langsam und kauen Sie sorgfältig. Es dauert länger als beim Rauchen, bis das Essen Energie in Ihrem Körper freisetzt und das Hungergefühl befriedigt ist. Beenden Sie das Essen bewusst, ohne x-mal Nachschub zu holen, und ersetzen Sie das Ritual der abschließenden „Verdauungszigarette" durch eine neue Gewohnheit. Apropos Verdauung: Mit ballaststoffreicher Ernährung müssen Sie sich auch um sie keine Sorgen machen. Vermeiden Sie hingegen den wahllosen Konsum von „Kleinigkeiten" wie Extrawurstsemmel, Knabbergebäck und Schokolade. Diese Naschereien sind oft fett- und kalorienreich.

Ein kalorienfreier Ersatz und gleichzeitig die einfachste Möglichkeit, Ihren Stoffwechsel anzuregen, ist Bewegung. Bewegung regt den Grundumsatz an. Unternehmen Sie regelmäßige Spaziergänge, machen Sie leichtes Fitnesstraining oder integrieren Sie mehr Bewegung in Ihren Alltag – Treppensteigen statt Aufzugfahren, Fahrrad- statt Autofahren, ein Spaziergang anstelle oder zumindest vor dem Fernsehabend.

Das hilft nicht nur Ihrer Figur, sondern auch gegen das Verlangen und die Entzugserscheinungen. Sportliche Betätigung hat auf den Körper eine zugleich anregende und stressabbauende Wirkung. Ein Grund, warum sich Sport als Ersatz für Nikotin so gut eignet. Außerdem führt Sport zur Ausschüttung körpereigener Drogen. Er verhilft Ihnen zu kalorienfreien „Ahhh!"-Erlebnissen.

Körpereigene Drogen

Alles, was ein Mensch tut, sagt und denkt, dient dazu, Schmerz zu vermeiden oder Lust zu erleben. Sie haben lange Zeit geglaubt, dass es Ihnen besser geht, wenn Sie rauchen. Sie haben gedacht, dass Sie Zigaretten brauchen, um negative Gefühle zu vermeiden und um sich richtig gut zu fühlen. Schon sehr bald werden Sie feststellen, dass ohne Nikotin viele negative Gefühle gar nicht erst entstehen – zumindest jene nicht, die durch die Entzugserscheinungen beim Rauchen verursacht werden. In dieser Hinsicht wird Ihnen nichts fehlen.

Sie erinnern sich, Rauchen verursacht den „Ahhh“-Moment. Sie haben eine Zigarette geraucht und fühlten sich schon nach dem ersten Zug besser. Sieben Sekunden und „Ahhh!“ – ein gutes Gefühl war da. Nikotin führt zur vermehrten Ausschüttung von Dopamin, dem Glückshormon. Viele ehemalige Raucher weinen diesem Gefühl lange nach. Ihnen ist nicht bewusst, dass das gute Gefühl nur dazu dient, die durch Rauchen verursachten schlechten Gefühle wieder wettzumachen. Kennen Sie das gute Gefühl, wenn Schmerzen nachlassen? Würden Sie sich absichtlich Schmerzen zufügen, um danach ein gutes Gefühl zu haben? Wohl kaum.

In Wahrheit können Sie die Gefühle, die Sie sich wünschen, ganz einfach selbst herbeiführen: ohne Zigaretten oder sonstige Drogen und ohne sich vorher Schlechtes zu tun. Die Gefühle kommen aus Ihnen selbst, Sie haben nämlich körpereigene Drogen. Mehr als 100 verschiedene körpereigene Drogen sind erforscht, wahrscheinlich verfügen wir aber über mehr als 1000. Im Folgenden werden zehn der besonders wichtigen körpereigenen Drogen kurz vorgestellt (entnommen aus dem Buch „Abenteuer Seele“ von Josef Zehentbauer), was sie bewirken und wie sie gezielt stimuliert werden können.

Sie können die Gefühle, die Sie sich wünschen, ganz einfach selbst herbeiführen: ohne Zigaretten oder sonstige Drogen.

- **Acetylcholin** (die Intelligenz-Droge): der Stoff, aus dem die Gedanken sind, die Droge für Logik und Lernen. Techniken: Gehirnjogging (das heißt: Gedächtnisübungen, Rätsel lösen und Ähnliches); bewusstes Gehen und Bewegung; aktives Imaginieren (sich bildhaft angenehme Situationen vorstellen, tagträumen).
- **Dopamin** (das Glückshormon): wird z. B. beim sogenannten Flow-Erlebnis ausgeschüttet. Es bringt uns Phantasie und Kreativität, steigert die Wahrnehmungsfähigkeit und kann uns an die Grenze zwischen Genie und Wahnsinn bringen. Techniken: der Vorstellungskraft keine Grenzen setzen (alle Sinne nutzen, z. B. einen Gong

nicht nur hören, sondern auch riechen, seine Farbe sehen usw.), Brainstorming; Ausagieren momentaner Stimmungen.

- **Endorphine** (Heroin-ähnlich): stillen den Schmerz und machen high, das Morphium ohne Rezept. Techniken: Joggen, Marathonlaufen; langsam drehendes Tanzen (zum Rhythmus eines Wiegenliedes); Zazen-Meditation; Hyperventilation (sehr schnelles Atmen ohne körperliche Anstrengung).
- **Adrenalin** (Amphetamin-ähnlich): die Zorn-Droge, macht hyperfit und spornt uns an zu Angriff oder Flucht. Techniken: wildes Tanzen; dröhnend laute Musik; lautes Schreien und Schimpfen (durchaus auch alleine); aktives Imaginieren.
- **Noradrenalin** (Kokain-ähnlich): macht gute Laune und vertreibt Depressionen, macht lebhaft und leistungsfähig. Techniken: Trampolin-Springen; ausgelassenes Ballspielen oder Seilspringen oder Frisbeespielen; dem Reiz der Sinne folgen (Gehör, Geruch, Tastsinn); Ausagieren von Stimmungen; Bungee-Jumping; angenehmer Schlafentzug.
- **Endovalium** (wie Valium): nimmt die Angst und entspannt. Techniken: autogenes Training; meditative Übungen; Selbsthypnose; Imaginieren von angenehmen, ruhigen Situationen.
- **Melatonin**: ähnlich einem angenehmen Schlafmittel, das schöne Träume bringt, schickt unsere Seele in einen Faulenzer-Urlaub. Wird die Faulheit *zu viel* – dann ab in die Sonne, denn die Sonne reduziert die körpereigene Melatonin-Produktion, und wir werden wacher.
- **Oxytocin** (ein potentes Aphrodisiakum): macht sexy und verschmust. Techniken: sich liebevoll über die Wange streicheln; sich selbst liebevoll im Spiegel anlächeln; verführen und sich verführen lassen.
- **körpereigene Psychedelika** (vergleichbar dem LSD): bringen übersinnliche Wahrnehmung, führen uns an die Grenzen des Bewusstseins. Techniken: Reizentzug (z. B. Floating, Fasten in der Wüste);

Reizüberflutung (z. B. Technoparty); ekstatisches Tanzen; rhythmisches (Litaneien-)Singen; Zazen-Meditation; Sex; psychodelische Musik.

- **Serotonin** (besser als chemische Antidepressiva-Pillen): in der Banane vorhanden, wirkt antidepressiv, harmonisierend und fördert den Schlaf. Techniken: Entspannungsübungen; Yoga; harmonisierende, ruhige Musik.

Ersetzen Sie den Kick der Zigaretten durch neue, gesunde Alternativen, die Ihnen ebenso gute – vermutlich sogar bessere – Gefühle vermitteln. Lernen Sie wieder, ohne Zuhilfenahme fremder Substanzen, Ihre Glücksgefühle zu wecken. Tun Sie Dinge, die Ihnen Spaß machen und die sich gut anfühlen.

Die Vorteile genießen

In Ihrer Zeit als Raucher haben Sie Rauchen emotional positiv besetzt. Sie haben sich selbst zum Raucher konditioniert. In Ihrer ersten Zeit als „Wieder-Nichtraucher“ ist es wichtig, Nichtrauchen emotional positiv zu besetzen. Wenn Sie nur das Problem „keine Zigarette“ sehen, werden Sie sich schlecht fühlen. Üblicherweise rauchen Sie, wenn Sie sich schlecht fühlen. Wundern Sie sich also nicht, wenn das Verlangen stärker wird, sobald Sie darüber nachdenken, dass Sie nicht rauchen dürfen. Das ist kein Zeichen, dass Sie es nicht schaffen, weil das Verlangen einfach zu groß ist. Es ist lediglich ein Hinweis, dass Sie in die falsche Richtung denken – Sie sind in Ihre alten Denkgewohnheiten zurückgefallen.

Viele frischgebackene Nichtraucher beginnen Zigaretten wieder in einem verklärten Licht zu sehen. Wie eine Liebesbeziehung, die unschön geendet hat, und im Rückblick erinnert man sich plötzlich nur noch an die schönen Zeiten. Sie denken nämlich an ihre alten, mit dem Rauchen verknüpften, positiven Erfahrungen und glauben, mit Zigarette würde es ihnen jetzt besser gehen. Sie haben plötzlich das Gefühl, auf etwas verzichten zu müssen. Lassen Sie sich nicht täuschen und werden Sie wieder Herr Ihrer Gedanken.

Konditionieren Sie sich zum Nichtraucher
Die einfachste Methode dazu ist es, ein Denk- und Verhaltensmuster immer wieder zu wiederholen, bis eine neurologische Verbindung im Gehirn entstanden ist. Sie müssen nur Ihre Entscheidung, Nichtraucher zu sein, immer von Neuem bekräftigen. Sie haben sehr gute Gründe dafür – machen Sie sich diese immer und immer wieder bewusst. Vor allem dann, wenn Sie das Verlangen spüren, sich eine Zigarette anzuzünden. Machen Sie sich klar, was Sie konkret davon haben, das Verlangen zu überwinden. Erinnern Sie sich daran, dass Sie mit dem Rauchen einen beträchtlichen Teil Ihrer Zeit, Ihrer Energie, Ihrer Gesundheit und Ihres Geldes für die Illusion eines Moments des Wohlbefindens verschwenden – erinnern Sie sich so lange, bis Ihnen die Idee zu rauchen gar nicht mehr in den Sinn kommt oder absurd erscheint.

Wechseln Sie die Perspektive: Statt das Leben als Raucher zu beenden, fangen Sie das Leben als Nichtraucher an.

Verknüpfen Sie ganz bewusst positive Erfahrungen mit dem Nichtrauchen. Wechseln Sie die Perspektive: Statt das Leben als Raucher zu beenden, fangen Sie das Leben als Nichtraucher an. Es eröffnen sich dadurch viele neue Möglichkeiten: persönliche, zeitliche, körperliche, finanzielle. Denken Sie darüber nach, wie Sie diese Möglichkeiten nutzen werden, und nutzen Sie sie. Auf diese Weise werden Sie positive Gefühle in sich hervorrufen – positivere Gefühle, als das Zigaretten je können, und Gefühle mit wesentlich besseren Konsequenzen.

Egal, aus welchen Gründen Sie mit dem Rauchen aufgehört haben, entdecken Sie die Vielzahl an positiven Auswirkungen, die das Nichtrauchen auf Sie hat.

Vielleicht bemerken Sie, dass

- Sie sich besser fühlen, mehr Energie haben, weniger Schlaf brauchen oder sich einfach wohler fühlen,
- sich Ihr Geruchs- und Geschmackssinn verbessert hat,
- Sie nicht mehr husten und ohne Atemnot Treppen steigen können oder wieder Lust auf Sport haben,
- Sie auch keine Angst mehr vor gesundheitlichen Schäden haben, die vom Rauchen verursacht werden,
- Sie gesünder ausschauen, Ihre Haut rosiger ist, Sie gut riechen oder ausgeglichen sind: Sie sind total entspannt an Orten, an denen nicht geraucht werden darf, kein nervöses Überlegen, wo Sie schnell eine rauchen könnten, kein Vor-der-Tür-Stehen bei jedem Wetter. Sie müssen sich nicht mehr darum kümmern, genug Zigaretten bei sich zu haben und verfallen nicht in Panik, wenn die Schachtel leer ist und es keine mehr zu kaufen gibt,
- Sie obendrein mehr Geld haben!

Was immer Sie schon an Vorteilen bemerkt haben und noch bemerken werden: Registrieren Sie jeden weiteren guten Grund, rauchfrei zu bleiben. Jeder dieser Gedanken bestätigt und verstärkt Ihre Entscheidung. Jeder dieser Gedanken bringt Sie ein Stück weiter auf Ihrem Weg in die Freiheit. Das Leben als Nichtraucher wird Ihnen immer vertrauter und selbstverständlicher. Jeder mehr oder weniger schwierige Moment, den Sie ohne Zigarette meistern, lässt die Angst vor einem Leben ohne Zigarette schwinden und gleichzeitig die Gewissheit wachsen, dass Sie es geschafft haben. Genießen Sie es.

Und herzlichen Glückwunsch!

Schritt für Schritt im Überblick

Die wichtigsten Schritte auf Ihrem Weg zum Nichtrauchen wollen wir hier noch einmal im Überblick festhalten. Die Reihenfolge ist nicht zwingend. Für manchen Schritt werden Sie sich vielleicht mehr Zeit nehmen, einen anderen vielleicht auslassen. Wenn Ihnen aber Zweifel kommen und Sie Ihre Entscheidung, Nichtraucher zu sein, in Frage stellen, holen Sie sich immer wieder diesen Ratgeber zur Hand. Überprüfen Sie, bei welchem Schritt Sie Gefahr laufen zu stolpern, und holen Sie sich Anregungen, wie Sie weitergehen auf Ihrem Weg in die Freiheit.

Automatismen entdecken

Abhängig zu sein bedeutet, keine Alternativen zu haben. Sich eine Zigarette anzuzünden, ist meist keine freie, überlegte Entscheidung – es passiert automatisch. Der Griff zur Zigarette wird ausgelöst durch das körperliche Verlangen, durch Gefühle und/oder Schlüsselreize. Die gesündere Alternative – gar nicht erst zu rauchen – wird dabei systematisch ausgeblendet.

Diesen Automatismus gilt es zu durchbrechen. Beobachten Sie, was bei Ihnen automatisch den Griff zur Zigarette auslöst. Jedes Mal, wenn Sie eine Zigarette anzünden wollen, halten Sie inne und fragen Sie sich: „Warum will ich gerade jetzt eine rauchen?"

Bewusst rauchen

Wenn Sie sich im Klaren darüber sind, was das Verlangen nach der Zigarette ausgelöst hat, fragen Sie sich: „Will ich tatsächlich eine rauchen?" und treffen Sie eine Entscheidung. Für jede einzelne Zigarette, die Sie rauchen, entscheiden Sie sich ab sofort bewusst. Erst dann zünden Sie sich eine an – auch das ganz bewusst.

Auf diese Weise beginnen Sie damit aufzuhören, willenlos und reflexartig mit dem Griff zur Zigarette auf Dinge, Situationen, Umstände und/oder Personen zu reagieren. Sie beginnen sich selbst besser zu verstehen und Ihre individuellen Auslöser zu entdecken.

Nur rauchen, sonst nichts

Wenn Sie das Verlangen nach einer Zigarette spüren, dann rauchen Sie, aber tun Sie sonst nichts. Trennen Sie bewusst das Rauchen von allen Schlüsselreizen, die Sie mit dem Rauchen verbunden haben. Tun Sie also nichts, was Sie sonst beim Rauchen tun: kein Telefonieren, kein Kaffee, kein Fernsehen, keine Gespräche. Nur rauchen! Zünden Sie sich eine Zigarette an und nehmen Sie ein paar tiefe Züge. Nehmen Sie alle Empfindungen in Ihrem Körper wahr: in Ihrem Mund, in Ihrem Hals, in Ihren Lungen, in Ihrer Durchblutung. Hören Sie in und auf Ihren Körper. Wie der Körper auf die Zigarette reagiert. Rauchen Sie ganz bewusst und fragen Sie sich bei jedem Zug, was wirklich so gut daran ist.

Die Sehnsucht wecken

Erinnern Sie sich an Ihr natürliches Bedürfnis, *nicht* zu rauchen und daran, wie gut Sie sich fühlen werden. Wecken Sie Ihre Sehnsucht, wieder Nichtraucher zu sein. Solange Sie glauben, dass Sie ohne Zigaretten schlechter dran sind und Aufhören ein Opfer bedeutet, stehen Ihre Chancen schlecht. Sie bleiben gefangen in Ihrer Illusion, dass Rauchen einen positiven Sinn in Ihrem Leben hat, und ahnen nicht einmal, wie sehr Sie es genießen würden, Nichtraucher zu sein. Ohne diese Ahnung sind Sie aber nicht in der Lage, sich wirklich zu wünschen, nicht mehr zu rauchen. Erinnern Sie sich daran, dass Ihnen vor

Ihrer Zeit als Raucher nichts gefehlt hat, und machen Sie sich bewusst, dass Sie genau dort wieder hinkommen können.

Stärken Sie Ihre Entscheidungskraft

Solange Sie zur Zigarette greifen oder das Verlangen nach einer Zigarette verspüren, gibt es zumindest einen Teil in Ihnen, der mit dem Rauchen etwas Positives verbindet – Sie haben (noch) eine innere Motivation zu rauchen. Würde das Rauchen Ihnen subjektiv keinerlei Vorteile bieten, hätten Sie es mit Leichtigkeit längst aufgegeben. Bevor Sie sich entscheiden, damit aufzuhören, ist es daher sinnvoll, sich selbst bewusst zu machen, was für bzw. was gegen das Rauchen spricht. Finden Sie heraus, welche Vorteile Sie persönlich glauben aus dem Rauchen zu ziehen. Beginnen Sie ganz bewusst, diese wahrgenommenen Vorteile kritisch zu prüfen.

Machen Sie sich den Preis bewusst, den Sie dafür bezahlen müssen – nicht nur was Geld, sondern auch Zeit, Energie und Gesundheit betrifft. Finden Sie mehr und mehr Vorteile, nicht zu rauchen, und verknüpfen Sie damit positive Bilder von Freiheit, Schönheit, Gesundheit und Unabhängigkeit. Dieser persönliche Entscheidungsprozess und die innere Vorbereitung auf die Veränderung brauchen Zeit. Nehmen Sie sich diese Zeit!

Ihr Selbstbild als Nichtraucher pflegen

Arbeiten Sie an Ihrem Selbstbild als Nichtraucher. Stellen Sie sich vor, wie Sie sich als Nichtraucher fühlen werden. Was Sie sich vorstellen können, können Sie auch erreichen. Malen Sie sich zum Beispiel aus, wie fit Sie sind, wie Sie laufen, ohne außer Atem zu kommen, wie Sie dankend eine Zigarette ablehnen, wie Sie den vollen Geschmack des Essens genießen können, wie gut Ihr Atem, Ihre Haare, Ihre Kleider riechen, wie Sie Ihr durch Nichtrauchen gespartes Geld ausgeben – wie stolz Sie auf sich sind, es geschafft zu haben.

Nutzen Sie alle Ihre Sinne, um schon heute zu fühlen und zu erleben, wie Sie Nichtraucher sind. Machen Sie diese gedanklichen Übungen regelmäßig. Damit beginnen Sie positive Werte und Gefühle mit dem Nichtrauchen zu verbinden und die Programmierung in Ihrem Unterbewusstsein zu verändern.

Die Sinnlosigkeit erkennen

Wenn Sie eine Zeitlang ganz bewusst rauchen, werden Sie vermutlich auch erkennen, dass Ihnen Rauchen keinen Vorteil bringt. Zigaretten fördern nicht die Konzentration und nicht die Entspannung, vertreiben keinen Stress und keine Langeweile und machen auch das Leben nicht schöner. Rauchen ist weder ein Genuss noch hilft es Ihnen dabei, Ihr Leben besser zu meistern. Was Ihnen als positiv beim Rauchen erscheint, hat nur mit der Linderung von Entzugserscheinungen zu tun. Jeder Raucher fühlt sich auf Grund der Entzugserscheinungen unwohl, wenn ihm Nikotin fehlt, und fühlt sich wohl, wenn er Nikotin aufnimmt. Ein sinnloses Auf und Ab, denn als Nichtraucher fehlt einem gar nichts.

Der beste Ausgangspunkt für einen Schlussstrich ist die Erkenntnis, dass Rauchen *nur* Nachteile hat und dass die subjektiv wahrgenommenen Vorteile in Wahrheit nur eine kurzfristige Verminderung der Nachteile sind. Sie können jahrelang geraucht haben, und trotzdem ist diese Erkenntnis im Bruchteil einer Sekunde möglich – ein Augenblick, der alles verändert.

Eine Entscheidung treffen

Nutzen Sie den Punkt größter Entschlossenheit und treffen Sie die Entscheidung, nicht mehr zu rauchen. Je klarer und bestimmter Ihre Entscheidung ist, desto besser sind Ihre Erfolgschancen. Lassen Sie sich keine Hintertüren offen. Eine echte Entscheidung zu treffen, bedeutet eine andere Möglichkeit auszuschließen. „Ich rauche nicht, außer …“ enthält die Option, im Fall der Fälle wieder anzufangen. Damit programmieren Sie sich – unbeabsichtigt – auf einen Rückfall. Sie behaupten, dass es unter gewissen Umständen besser ist zu rauchen. Die Wahrheit ist: Es unter *keinen* Umständen besser, (wieder) zu rauchen. Rauchen ist niemals eine Lösung, sondern immer die Ursache für weitere Probleme.

Die ersten Tage überstehen

Sie haben sich entschieden, nicht mehr zu rauchen. Jetzt gilt es, die erste Zeit trotz möglicher Entzugserscheinungen und trotz Verlangen gut zu überstehen. Ihr Körper beginnt zu heilen und sich zu regenerieren. Drei Tage ohne jegliches Nikotin, und Ihr Körper hat sich vollständig davon befreit – es ist kein Nikotin mehr nachweisbar. Drei Wochen Nikotinabstinenz, und es gibt keine messbare Veränderung der Acetylcholinrezeptoren in Ihrem Gehirn mehr – es hat sich wieder auf Normalniveau eingestellt. Spätestens nach drei bis vier Wochen ist der körperliche Entzug überstanden. Unterstützen Sie Ihren Körper ganz bewusst in diesem Umstellungs- und Heilungsprozess.

Ignorieren Sie das Verlangen nach einer Zigarette nicht. Machen Sie sich stattdessen bewusst: „Jetzt habe ich das Verlangen zu rauchen. Ich muss ihm endlich nicht mehr nachgeben – es vergeht.“ Und es verschwindet tatsächlich.

Sie schaffen es, *jetzt* nicht zu rauchen. Machen Sie sich keine Sorgen, wie Sie es morgen oder übermorgen schaffen. Sie können nur *jetzt* leben und nur *jetzt* entscheiden, dass Sie lieber Nichtraucher sein wollen.

Verschieben Sie Ihren Fokus

Denken Sie längerfristig! Die meisten Raucher scheitern an den kurzfristigen Nachteilen, die sie beim Aufhören in Kauf nehmen müssen. Sie sind nicht bereit, diesen Preis zu bezahlen. Aber welchen Preis fordert das Leben, wenn Sie weiter rauchen wie bisher? Welche Nachteile werden Sie dafür in Kauf nehmen müssen?

Denken Sie nicht in Verboten wie „Ich *darf* keine Zigarette rauchen." Das stimmt nicht, Sie *dürfen*. Sie haben sich vielmehr selbst entschieden, nicht mehr rauchen zu *wollen*. Bleiben Sie dabei. Genießen Sie es, nicht rauchen zu *müssen*! Genießen Sie Ihre Freiheit!

Ihr Leben befreien

Sie können *alles* tun, was Sie bisher getan haben, nur eben ohne jegliches Nikotin. Dafür müssen Sie lernen, alle mit Zigaretten verbundenen Lebenssituationen wieder von Zigaretten zu entkoppeln. Das lernen Sie nur, wenn Sie sich diesen Situationen und Schlüsselreizen stellen. In diesen Momenten wird mit hoher Wahrscheinlichkeit der Wunsch zu rauchen auftauchen. Umgekehrt können Sie, wenn Sie ein Verlangen spüren, davon ausgehen, dass ein (unbewusster) Schlüsselreiz die Ursache dafür ist. Jedes überstandene Verlangen ist ein weiterer Schritt auf Ihrem Weg zur vollständigen Befreiung.

Oft reicht schon eine bewusste Konfrontation und Gegensteuerung, damit ein unbewusster Auslöser seine Macht über Sie verliert: ein klares, bewusstes Nein zum automatisch und unbewusst hervorgerufenen Verlangen. Mit jedem Verlangen, dem Sie so begegnen, ohne wie üblich zur Zigarette zu greifen, gewinnen Sie ein Stück Ihrer Freiheit zurück.

„Nur eine" gibt es nicht

Ein einziger Zug kann zu einem ausgewachsenen Rückfall führen. Das glauben viele nicht, bis sie es am eigenen Leib erfahren. Kein Raucher hat seine erste Zigarette im Bewusstsein geraucht, jahrelang davon abhängig zu bleiben. Das Gleiche gilt für Rückfälle: Sie beginnen mit „nur einer". Die eine ist der Grund, warum Sie die nächste rauchen und die nächste und die nächste. Schließen Sie die Möglichkeit zu rauchen vollständig aus.

Programmieren Sie sich neu

Denken Sie an die unbewussten Regionen Ihres Gehirns, die sich um Ihr Überleben und um Ihre Lustbefriedigung kümmern. In Ihrem limbischen System ist Rauchen noch als positive Erfahrung gespeichert. Taucht ein Verlangen auf, heißt die Lösung: rauchen. Dieser Lösungsweg ist gelernt und abgespeichert, kein oder kaum ein anderer steht zur Verfügung. Damit das Verlangen, die kaum kontrollierbare Lust, verschwindet, müssen Sie Ihr Suchtgedächtnis überschreiben – Neues lernen. Nutzen Sie dabei die Macht und den Einfluss Ihrer Gedanken auf Ihr Unterbewusstsein und Ihr Suchtgedächtnis!

Den Nikotin-Kick ersetzen

Ersetzen Sie den Kick der Zigaretten durch neue, gesunde Alternativen, die Ihnen ebenso gute – vermutlich sogar bessere – Gefühle vermitteln. Lernen Sie wieder, ohne Zuhilfenahme fremder Substanzen Ihre Glücksgefühle zu wecken. Tun Sie Dinge, die Ihnen Spaß machen und sich gut anfühlen.

Aber Achtung: Essen ist kein geeigneter Ersatz, weder für das Bedürfnis, etwas zwischen den Fingern und im Mund zu haben, noch um Frustration, Langeweile oder Stress zu bewältigen. Essen kann nicht den Hunger nach Nikotin stillen.

Sportliche Betätigung hingegen hat auf den Körper eine zugleich anregende und stressabbauende Wirkung. Ein Grund, warum sich Sport als Ersatz für Nikotin so gut eignet. Bewegung steigert den Grundumsatz, und so können Sie aufhören zu rauchen, ohne zuzunehmen. Außerdem führt Sport zur Ausschüttung körpereigener Drogen. Er verhilft Ihnen zu kalorienfreien „Ahhh"-Erlebnissen.

Sich zum Nichtraucher konditionieren

Was Sie tun müssen, ist, Ihre Entscheidung zum Nichtrauchen immer und immer wieder zu bekräftigen. Sie haben sehr gute Gründe dafür – machen Sie sich diese immer und immer wieder bewusst. Vor allem dann, wenn Sie das Verlangen spüren, sich eine Zigarette anzuzünden. Machen Sie sich klar, was Sie konkret davon haben, das Verlangen zu überwinden. Erinnern Sie sich daran, dass Sie mit dem Rauchen einen beträchtlichen Teil Ihrer Zeit, Ihrer Energie, Ihrer Gesundheit und Ihres Geldes für die Illusion eines Moments des Wohlbefindens verschwenden. So lange, bis Ihnen die Idee zu rauchen gar nicht mehr in den Sinn kommt oder absurd erscheint.

Neue Möglichkeiten entdecken

Verknüpfen Sie ganz bewusst positive Erfahrungen mit dem Nichtrauchen. Wechseln Sie die Perspektive: Statt das Leben als Raucher zu beenden, fangen Sie das Leben als Nichtraucher an. Es eröffnen sich dadurch viele neue Möglichkeiten: persönliche, zeitliche, körperliche, finanzielle. Nutzen Sie diese Möglichkeiten und genießen Sie Ihre Freiheit!

Anhang

Danksagung

An dieser Stelle möchten wir einigen Menschen danken, ohne deren Unterstützung dieses Buch nicht entstanden wäre.

Unser ganz besonderer Dank gilt Renate Burger für ihr unermüdliches Korrekturlesen des Manuskripts und für viele wertvolle Anregungen. Sie hat mit ihrem Know-how und ihrem Fingerspitzengefühl wesentlich zur Lesbarkeit und Schlüssigkeit dieses Buches beigetragen.

Katja Koschate von humboldt danken wir für ihren Einsatz, ihr Engagement und ihren Glauben an diesen Ratgeber.

Ein großes Dankeschön auch an alle Tabakindustrie-Insider, die wertvolle Hintergrundinformationen mit uns geteilt haben. Insbesondere bedanken wir uns für die vielen aufschlussreichen Gespräche mit Dr. William A. Farone (1976–1984 wissenschaftlicher Direktor von Applied Research bei Philip Morris), bei Dr. Jeffrey S. Wigand (1989–1993 ehemaliger wissenschaftlicher Direktor von Research and Development, Brown & Williamson) und bei Merell Williams (1988–1992 Paralegal für die im Dienste von Brown & Williamson tätige Anwaltskanzlei Wyatt, Tarrant & Combs).

Folgenden Experten möchten wir für ihr bewundernswertes Engagement in der Tabakkontrolle/-prävention und für ihre wissenschaftliche Unterstützung danken: Prof. Dr. Manfred Neuberger und Prim. Dr. Kurt Aigner (Initiative Ärzte gegen Raucherschäden), Prof. Dr. Karl-Heinz Ginzel (emeritierter Professor für Toxikologie und Pharmakologie an der Universität Arkansas), Dr. James F. Pankow (Civil and Environmental Engineering & Chemistry/Portland State University, USA), Dr. Martina Pötschke-Langer (Leiterin der Stabsstelle Krebsprävention und des WHO-Kollaborationszentrums für Tabakkontrolle im Deutschen Krebsforschungszentrum), Dr. Neal Benowitz (Nikotinexperte auf dem Gebiet der klinischen Pharmakologie und medizinischen Toxikologie) und Dr. Jack E. Henningfield (Psychopharmakologie und verhaltensorientierte Pharmakologie), John R. Polito (Gründer der Plattform www.WhyQuit.org) und Dr. Walter Dorner (Österreichische Ärztekammer).

Last but not least danken wir allen Rauchern, die uns wertvolle Inputs gegeben haben und von denen wir ständig dazulernen – in unseren Seminaren, in Coachings und auch im Alltag. Danke für das Vertrauen, dass sie uns entgegenbringen, und die Bereitschaft und Offenheit für Veränderung.

Quellen

Weiterführende Literatur

Adams, Das Geschäft mit dem Tod – Der größte Wirtschaftsprozess der USA und der Anfang vom Ende der Tabakindustrie (Zweitausendeins 2007)

Brandt, The Cigarette Century – The Rise, Fall, And Deadly Persistence of the Product That Defined America (2007)

Buchhalter/Fant/Henningfield, Nicotine (Vol. 2/Part III/Chapter 15), in: Sibley/Hanin/Kuhar/Skolnick (Hrsg), Handbook of Contemporary Neuropharmacology, 3 Volume Set (2007)

Burger/Davani, Schwarzbuch Zigarette – Rauchen gefährdet Ihr Bewusstsein (Ueberreuter 2006)

Burns, Feeling Good – The New Mood Therapy (1999)

Davani, SmokeReality™ (Lulu Enterprises Inc. 2007)

Davani, Die „Risikoerhöhung“ im Fall der Produkthaftung der Zigarettenhersteller, HAVE/REAS 3/2005

Davani, Zum Stand von Wissenschaft und Technik der Tabakindustrie, RdW 2/2005

Davani, Der Konstruktionsfehler der Zigarette nach dem Produkthaftungsgesetz in Österreich, ecolex 2004, 437

Davani, Die Haftung der Tabakindustrie von Gesundheitsschäden von Rauchern (LexisNexis ARD Orac 2004)

Dodson, High werden ohne Drogen (Bohmeier Verlag 2002)

Lesch, Raucherentwöhnung – Tipps zur Prävention und Therapie in der Praxis (UNI-MED 2007)

McBride/Barrett/Kelly/Aw/Dagher, Effects of Expectancy and Abstinence on the Neural Response to Smoking Cues in Cigarette Smokers: an fMRI Study, Neuropsychopharmacology (April 2006)

Pankow/Tavakoli/Luo/Isabelle, Percent Free Base Nicotine in the Tobacco Smoke Particulate Matter of Selected Commercial and Reference Cigarettes, Chem. Res. Toxicol., 16 (8), 1014–1018 (2003)

Rabinoff/Caskey/Rissling/Park, Pharmacological and Chemical Effects of Cigarette Additives, American Journal of Public Health, Vol. 97, No. 11 (2007)

Rätsch, Enzyklopädie der psychoaktiven Pflanzen – Botanik, Ethnopharmakologie und Anwendungen (AT Verlag 2004)

Shulgin, PIHKAL: A Chemical Love Story (Turnaround 1995)

Shulgin, TIHKAL: The Continuation (Transform Press 1997)

Slotkin/Ryde/Tate/Seidler, Lasting effects of nicotine treatment and withdrawal on serotonergic systems and cell signalling in rat brain regions: Separate or sequential exposure during fetal development and adulthood, Brain Research Bulletin 73 (2007) 259–272

Slotkin/Ryde/Seidler, Separate or sequential exposure to nicotine prenatally and in adulthood: Persistent effects on acetylcholine systems in rat brain regions, Brain Research Bulletin 74 (2007) 91–103

Slovic (Hrsg.), Smoking- Risk, Perception & Policy (Sage 2001)

Treusch, Klopfen gegen Rauchen (Rowohlt 2008)
Zehentbauer, Körpereigene Drogen – Die ungenutzten Fähigkeiten unseres Gehirns (Patmos 2003)
Zehentbauer, Abenteuer Seele – Psychische Krisen als Chance (Patmos 2004)

Interessante Links

http://aerzteinitiative.at
http://ncbi.nlm.nih.gov/pubmed
http://pubmedcentral.nih.gov/index.html
http://tabakkontrolle.de
http://tobacco.neu.edu
http://who.int

Quellen von Internen Dokumente, Gerichtsurteilen und Zeugenaussagen können bei den Autoren angefragt werden.

Hugo Kastner

Welche Farbe haben schottische Schafe?

Handbuch des skurrilen Wissens

humboldt – Information & Wissen
320 Seiten, 40 Abbildungen
14,5 x 21,5 cm, Broschur
ISBN 978-3-86910-001-2
€ 12,90

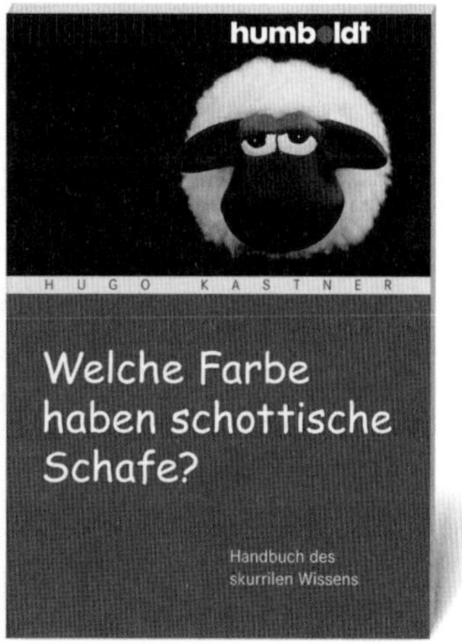

Wie wurde der Gummiabsatz erfunden? Was hat eine Fensterscheibe mit einer Ziegelmauer gemein? Wie lässt sich der Wochentag eines bestimmten Datums errechnen?
Wissen kann interessant und witzig sein: Mit diesem Buch überraschen Sie bei jeder zwanglosen Unterhaltung mit unglaublichen Kenntnissen aus Biologie, Umwelt, Medizin, Geografie, Geschichte, Politik, Kunst, Musik, Mathematik, Physik, Philosophie und Religion.
Nicht nur für Stammtische geeignet: Lustige Gespräche mit Aha-Effekt sind garantiert!

Ein Buch, das bei dem einen oder anderen doch die Frage aufwirft „womit beschäftigen wir uns eigentlich im Leben?“. Denn sonst hätte dieses lustige Buch nie das Licht der Welt erblickt. *Com-on.de*

Sowohl zum „persönlichen Nutzen der Horizonterweiterung“ als auch für die gesellige Spiele/Quiz-Runde bestens geeignet.
ekz-Informationsdienst

www.humboldt.de

Stand Januar 2010. Änderungen vorbehalten.